Des dentistes qui ont fait l'Histoire...

Médecine à travers les siècles

Collection dirigée par le Docteur Xavier Riaud

L'objectif de cette collection est de constituer « une histoire grand public » de la médecine ainsi que de ses acteurs plus ou moins connus, de l'Antiquité à nos jours.
Si elle se veut un hommage à ceux qui ont contribué au progrès de l'humanité, elle ne néglige pas pour autant les zones d'ombre ou les dérives de la science médicale.
C'est en ce sens que – conformément à ce que devrait être l'enseignement de l'histoire –, elle ambitionne une « vision globale » et non partielle ou partiale comme cela est trop souvent le cas.

Dernières parutions

Mathilde FRADIN, *Entretiens avec le Docteur Lévy-Leroy, médecin résistant*, 2013.
Xavier RIAUD, *Histoire indépendentaire*, 2013.
Jean-Pierre MARTIN, *Instrumentation chirurgicale et coutellerie en France. Des origines au XIXe siècle*, 2013.
Henri LAMENDIN, *Lazzaro Spallanzani (1729-1799), le père de la biologie médicale expérimentale*, 2013.
Gilles GROS, *Le clou de girofle en médecine bucco-dentaire*, 2013.
Gilbert GUIRAUD, *André Breton médecin malgré lui*, 2012.
Xavier RIAUD, *Napoléon 1er et ses médecins*, 2012.
Henri LAMENDIN, *Thomas W. Evans (1823-1897), le dentiste de Napoléon III*, 2012.
Xavier RIAUD, *Les Dentistes américains dans la guerre de Sécession (1861-1865)*, 2012.
Michel A. GERMAIN, *L'épopée des gants chirurgicaux*, 2012.
Henri LAMENDIN, *Carl von Linné, médecin précurseur de la pharmacie moderne (1707-1778)*, 2012.
Xavier RIAUD, *Chroniques odontologiques des rois de France et de la dynastie napoléonienne*, 2011.
Frédéric DUBRANA, *Les boiteux. Mythes, génétique et chirurgie*, 2011.
Florie DURANTEAU, *Les dents de l'Homme. De la préhistoire à l'ère moderne*, 2011.
Patrick POGNANT, *La répression sexuelle par les psychiatres. 1850-1930. Corps coupables*, 2011.

Xavier Riaud

Des dentistes qui ont fait l'Histoire...

Préambule du Docteur Henri Lamendin

Préface du Docteur Michel Jourde

L'Harmattan

Du même auteur

- *La pratique dentaire dans les camps du IIIe Reich*, coll. « Allemagne d'hier et d'aujourd'hui », L'Harmattan, Paris, 2002.
- *Les dentistes allemands sous le IIIe Reich*, coll. « Allemagne d'hier et d'aujourd'hui », L'Harmattan, Paris, 2005.
- *L'influence des dentistes américains pendant la guerre de Sécession (1861-1865)*, coll. « Médecine à travers les siècles », L'Harmattan, Paris, 2006.
- *Les dentistes, détectives de l'Histoire*, coll. « Médecine à travers les siècles », L'Harmattan, Paris, 2007.
- *Première Guerre mondiale et stomatologie : des praticiens d'exception...*, coll. « Médecine à travers les siècles », L'Harmattan, Paris, 2008.
- *Plaidoyer pour un enseignement historique de l'Art dentaire*, coll. « Ethique & Pratique médicale », L'Harmattan, Paris, 2008.
- *Etude de la pratique odontologique et de ses déviances dans les camps de l'Allemagne nazie*, A.N.R.T., Lille, 2008.
- *Quand la dent mène l'enquête...*, coll. « Médecine à travers les siècles », L'Harmattan, Paris, 2008.
- *Pionniers de la chirurgie maxillo-faciale*, coll. « Médecine à travers les siècles », L'Harmattan, Paris, 2010.
- *Histoires de la médecine bucco-dentaire*, coll. « Médecine à travers les siècles », L'Harmattan, Paris, 2010.
- *Etude de la pratique dentaire dans les camps de l'Allemagne nazie, entre dérives et thérapeutiques médicales*, Les Editions universitaires européennes, Sarrebruck, 2010.
- *Odontologie médico-légale : entre histoire et archéologie*, coécrit avec le Dr Francis Janot, L'Harmattan, coll. « Médecine à travers les siècles », Paris, 2010.
- *Dentistes héroïques de la Seconde Guerre mondiale*, coll. « Médecine à travers les siècles », L'Harmattan, Paris, 2011.
- *Chroniques odontologiques des rois de France et de la dynastie napoléonienne*, coll. « Médecine à travers les siècles », L'Harmattan, Paris, 2011.
- *Les dentistes américains dans la guerre de Sécession (1861-1865)*, coll. « Médecine à travers les siècles », L'Harmattan, 2e édition, Paris, 2012.
- *Napoléon Ier et ses médecins*, coll. « Médecine à travers les siècles », L'Harmattan, 2e édition, Paris, 2012, Prix de l'AAMSSA 2012.
- *Histoire indépendentaire*, coll. « Médecine à travers les siècles », L'Harmattan, Paris, 2013.

5-7, rue de l'Ecole-Polytechnique, 75005 Paris

http://www.librairieharmattan.com
diffusion.harmattan@wanadoo.fr

ISBN : 978-2-343-01187-5
EAN : 9782343011875

« Ce n'est pas nous qui faisons l'histoire.
C'est l'histoire qui nous fait. »
Martin Luther King - *Strength to Love* (1963).

« Un grand homme, c'est quelqu'un qui a fait
quelque chose de définitif. »
Charles de Gaulle.

Préambule

Parmi les personnages « *ayant fait l'histoire* », on s'est peu intéressé aux « *dentistes* ». Pourtant, certains, peu nombreux il est vrai, ont joué un rôle important dans l'histoire de l'humanité.
Dans ce livre, Xavier Riaud a pris l'heureuse initiative d'attirer l'attention sur certains d'entre eux.
C'est ainsi que j'ai retrouvé, parmi ceux qu'il cite, Thomas W. Evans, ce réputé dentiste américain sur lequel j'ai écrit à plusieurs reprises et qui m'a passionné pour ses relations amicales avec Napoléon III, pour son rôle dans l'identification de la dépouille du Prince impérial, et, plus encore, pour son sauvetage de l'impératrice Eugénie en 1870.
Notre ami traite aussi d'Arthur Hugenschmidt, fils illégitime de l'Empereur, lui-même dentiste formé par Evans d'ailleurs, dont un contact avec Georges Clemenceau, au cours d'un soin dentaire, par l'intermédiaire de l'Impératrice alors exilée en Angleterre, a été déterminant pour le rattachement de l'Alsace-Lorraine à la France, après la Première Guerre mondiale.

Sous l'Empire, un dentiste, bien qu'ayant abandonné très tôt son exercice, a fréquenté l'Empereur des Français. François-Joseph Talma, lui-même fils de dentiste, est devenu très vite comédien et aurait été conseiller, dit-on, de Napoléon Ier.

D'autres ont enrichi « *notre passé et devenir* », surtout dans les domaines scientifiques, techniques ou expérimentaux, comme pour le protoxyde d'azote utilisé comme « gaz hilarant » dans les foires, dont le dentiste Horace Wells a découvert l'action anesthésiante ou comme l'éther sulfurique dont Morton, autre dentiste, a compris l'efficacité lorsqu'il est inhalé.

Le travail de Xavier Riaud, original et surprenant s'il en est, doit être lu et doit contribuer à d'autres recherches sur un sujet que notre auteur a déjà bien développé.

Henri Lamendin
Docteur en sciences odontologiques
Docteur d'Etat ès sciences
Docteur d'université en sciences de la vie et de la santé (odontologie)
Ancien expert près la Cour d'Appel de Bourges
Ancien directeur-adjoint de l'Institut de recherches appliquées au domaine de la Santé (Orléans)
Membre honoraire de l'Académie nationale de chirurgie dentaire

Préface

Préfacer cet ouvrage est pour moi une chose singulière. Je pourrais avec une relative facilité porter un jugement sur un travail scientifique et odontologique, se référant à notre exercice professionnel, mais il m'est donné aujourd'hui d'apporter un témoignage sur des écrits illustrant des faits marquants de la vie de chirurgiens-dentistes ayant fait, en leur temps, l'histoire.
Il faut dire que, depuis plusieurs années, Xavier Riaud nous fait partager, par ses nombreuses publications, sa passion pour l'histoire de la médecine et de la chirurgie dentaire, explorant, sans relâche, des parcours individuels souvent fascinants, mais également les zones d'ombre de certaines destinées.
Lauréat et membre associé national de l'Académie nationale de chirurgie dentaire, membre libre de l'Académie nationale de chirurgie, directeur de la collection « Médecine à travers les siècles » aux Editions L'Harmattan, l'auteur continue de nous apporter des éclairages historiques originaux.
L'intérêt de cet ouvrage réside, me semble-t-il, à la fois par le choix d'une présentation chronologique de ces chirurgiens-dentistes d'époques et de continents différents, mais également par la nature des faits historiques rapportés dont certains ont été déterminants eu égard aux enjeux.
Les noms de Napoléon Bonaparte, de Napoléon III, de Lincoln ou de Grant sonnent quelquefois comme un relevé de campagne.
Et lorsque le découvreur se met au service de la dentisterie, je pense par exemple à Horace Wells et au protoxyde d'azote, ou bien encore à William T. Green Morton et à l'anesthésie à l'éther sulfurique, l'événement prédomine par-delà le fait purement scientifique.
En terminant ce livre et devant ces destins si particuliers, je pense à Jules Michelet pour qui *« chaque homme est une*

humanité, une histoire universelle. »
Nous serons nombreux, passionnés d'histoire ou de notre profession, mais également étudiants, enseignants, à découvrir le rôle parfois très important qu'ont pu avoir certains de nos confrères, que les circonstances ont placé à l'interface du pouvoir et du savoir.

Docteur Michel Jourde
Président de l'Académie nationale de chirurgie dentaire

Avant-propos

Alors que je pensais à dix mille autres choses, ce sujet, dans toute son originalité, m'est apparu comme une évidence. *Sans être exhaustif* - dans le cas présent, cela ne se peut-, une envie d'écrire m'a étreint avec une ferveur incroyable, une passion exaltée que rien ne pouvait éteindre, d'autant plus que je viens de publier un livre, il y a moins d'une semaine. Ce besoin n'a cessé qu'au dernier point de cet opus qui est arrivé moins d'une semaine après sa première ligne.

Il existe, probablement, d'autres dentistes, dont j'ignore l'existence, dont l'action a laissé une influence certaine ou qui ont joué un rôle avéré considérable, au point d'avoir pu bouleverser, de manière très sensible, le cours des choses. Pour cette éventuelle omission, je présente mes excuses.

J'aurais pu parler des dentistes résistants, mais chacun d'eux a d'abord subi les événements et s'est rebellé ensuite contre. Souvent au détriment de leurs propres vies dont ils ont fait le don héroïque au service de l'humanité, c'est la somme de leurs actions communes qui a pu changer le cours des choses, mais aucun d'entre eux, en particulier, n'a gravé, plus que les autres, son nom du rouge de son sang sur l'autel de l'Histoire. Et puis, il s'avère que je l'avais déjà fait[1].
J'aurais pu aussi présenter deux dentistes allemands qui ont été généraux de Panzerdivision. Tous deux ont perdu la guerre. Ils n'ont donc pas changé le cours de l'histoire du monde. Par conséquent, ils ne trouvent pas, à mon sens, leur place dans ce manuscrit.

---

[1] Cf. Riaud Xavier, *Dentistes héroïques de la Seconde Guerre mondiale*, L'Harmattan (éd.), Coll. « Médecine à travers les siècles », Paris, 2011.

J'ai souhaité focaliser mon attention sur les chirurgiens-dentistes qui ont fait l'Histoire, comme le titre du présent ouvrage l'indique, soit par leurs inventions, bonnes ou mauvaises d'ailleurs, qui sont restées à la postérité, qui sont toujours pérennes aujourd'hui et qui ont eu de réelles conséquences sur l'histoire de l'humanité, soit par leurs actions, là aussi positives ou négatives, qui ont bouleversé le cours des événements, soit par leur liberté poussée à l'extrême qui a contribué à créer des nations, ou tout du moins à obtenir l'indépendance d'un pays, ce qui suscite le rêve de tous les patriotes opprimés par le joug d'une dictature, soit enfin par le truchement de leurs compétences appliquées *a posteriori* à l'authentification de faits qui n'étaient jusque-là qu'hypothétiques.

Dans ce dernier cas, toutes les identifications s'avèrent historiques, mais il n'y en a qu'une qui surclasse toutes les autres. Bien évidemment, il s'agit de celle d'Adolf Hitler. Un sondage récent a été fait dans un numéro spécial de la revue *Historia* (n° 11, mai-juin 2013) consacré à « Ceux qui ont changé le monde ». L'échantillonnage, au nombre de 1 068 questionnaires recensés de septembre à décembre 2012, démontre que, près de 70 ans après la Seconde Guerre mondiale, Hitler occupe la 4ème place des personnes qui « ont changé le monde ». Autrement dit, cet homme exerce toujours une attraction morbide sur les gens. Pendant de nombreuses années, il a été dit qu'il avait émigré en Amérique du Sud. Pour ma part, il est évident que la preuve dentaire irréfutable de sa mort revêt un caractère historique édifiant, voire rassurant si je me permets d'exprimer un quelconque sentiment, et trouve sa place indiscutablement dans le présent ouvrage.

Si l'histoire de la médecine peut sembler, ici, secondaire, elle demeure pourtant au premier plan, par les acteurs qui sont décrits dans leur contexte épistémologique, même si ce dernier m'a préoccupé davantage, ici, que leurs compétences scientifiques ou leurs parcours médicaux respectifs. Il n'est évidemment pas question de dire que les dentistes ont été les seuls à faire l'Histoire. Une multitude de grands hommes, en nombre autrement plus conséquent, qui n'étaient pas dentistes, ont été primordiaux à faire de l'humanité, celle que nous connaissons aujourd'hui. Mais, pour tous ceux dont je vais parler dans cet opus, il est indéniable qu'ils ont contribué de façon significative à modifier le cours des événements et que leur dénominateur commun est d'avoir été un temps plus ou moins bref, dans leur vie, médecin de la bouche.

Pour terminer, certains historiens affirment que l'histoire est un éternel recommencement. Honoré de Balzac (*La recherche de l'absolu* (1834)) n'a-t-il pas dit, quant à lui : *« Pour l'homme, le passé ressemble singulièrement à l'avenir. Lui raconter ce qui fut, n'est-ce pas presque toujours lui dire ce qui sera ? »*
Il faut espérer, au vu de certains des événements relatés dans ce livre, d'origine dentaire ou non, qu'ils se trompent. J'ose naïvement y croire, bien que je ne me berce, d'ores et déjà, d'aucune illusion en l'espèce humaine.

Joaquim José da Silva, dit Tiradentes (1746-1792), dentiste et figure de l'indépendance brésilienne

Joaquim José da Silva naît le 16 août 1746, dans la zone rurale de Pombal, dépendant de l'ancienne municipalité de São José del-Rei devenue actuellement celle de Tiradentes du nom de notre protagoniste. Dernier d'une fratrie de quatre frères, il a 9 ans quand sa mère meurt. Son père décide de partir à Vila São José. Deux ans plus tard, c'est au tour de son père de disparaître. Joaquim est orphelin. Démuni, Joaquim ne suit aucun enseignement et reste attaché à son parrain qui est chirurgien. Pourtant, il se met à travailler à la mine (ou capitainerie). Par la suite, il se rend à Vila Rica. Il y tient une échoppe où il exerce en tant que pharmacien et en tant que dentiste, ce qui absorbe l'essentiel de son énergie. A ce titre, il reçoit le surnom de Tiradentes (= arracheur de dents) (Sans auteur (a), 1992 & Cheney, 2004).
Son labeur à la mine lui ayant octroyé des connaissances indéniables sur les minerais, il met ses talents au service des Portugais. En 1780, il s'engage dans la milice de la capitainerie du Minas Gerais. En 1781, il commande la patrouille qui a pour mission de convoyer les transferts d'or et de diamants de la mine vers Rio de Janeiro. Devant l'avidité portugaise et la pauvreté ambiante du peuple brésilien, Joaquim commence à déplorer l'inégalité qui se fait jour à ses yeux. Bien évidemment, ses commentaires sont déplorés par la hiérarchie, ce qui lui vaut de ne pas être promu. En 1787, il décide de quitter la cavalerie (Maxwell, 1973 & Sans auteur (b), 1992).

La colère du peuple gronde. Le paroxysme est atteint lorsqu'un nouvel impôt, appelé la *derrama*, est instauré qui réclame un arriéré d'impôts non perçus depuis 1762, payable immédiatement au gouverneur de la mine. Une insurrection, très vite dénommée conjuration Mineira, éclate. Ses membres,

descendant dans les rues de Vila Rica, n'hésitent pas à demander l'instigation d'une République. La population adhère aussitôt. Mais, alors qu'elle est embryonnaire, suite à une dénonciation, la révolte est étouffée aussitôt par les autorités portugaises. En 1789, la *derrama* est abrogée et l'arrestation des insurgés est immédiatement ordonnée. Les conjurés sont avertis très vite et partent se cacher dans Rio de Janeiro où ils sont traqués, et arrêtés. Composé de nombreux notables, ce complot a voulu mettre en place un gouvernement affranchi du pouvoir monarchique portugais, une université à Vila Rica, développer l'industrie et déplacer le siège de la capitainerie (Sans auteur (a), 1992 & Cheney, 2004).
Joaquim fait partie de la conjuration, mais est le seul à assumer pleinement sa responsabilité, et n'hésite pas à innocenter ses compagnons. Tous les prisonniers restent incarcérés pendant trois longues années, attendant leur procès qui ne vient pas. A l'issue de celui-ci, des condamnations à mort ou à l'exil sont prononcées. La reine Marie Ière commue toutes les peines en exil, sauf celle de Tiradentes qui est maintenue. Le 21 avril 1792, Tiradentes est exhibé à la foule dans les rues de Rio de Janeiro, jusqu'au lieu de son exécution. Après qu'il ait été exécuté, écartelé, que sa mémoire ait été déclarée infâme, que sa maison ait été rasée, sa tête est mise sur un pieu à Vila Rica et ses restes sont dispersés sur la route menant de Rio de Janeiro à la capitainerie (Maxwell, 1973 & Sans auteur (b), 1992).
Jusqu'à l'indépendance du Brésil prononcée en 1825, lors du Traité de Rio de Janeiro, Tiradentes est oublié. Lorsque la République est mise en place, Joaquim devient la figure de proue de l'identité républicaine du Brésil, au point que sa représentation l'assimile vaguement à Jésus-Christ.
Jamais marié, notre homme a eu pourtant deux fils (Sans auteur (a), 1992 & Cheney, 2004).

« Tiradentes est aujourd'hui considéré comme le patron civil du Brésil. La date de sa mort, le 21 avril, est célébrée tous les ans, par un jour férié et les pièces de cinq centavos brésiliennes sont frappées à son effigie (Maxwell, 1973 & Sans auteur (b), 1992). *»*

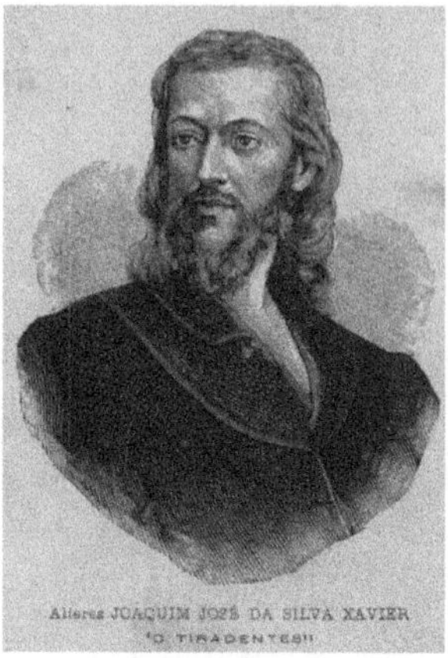

Tiradentes (domaine public).

Références bibliographiques :
Cheney Glenn Alan, *Journey on the Estrada Real: Encounters in the Mountains of Brazil,* Academy of Chicago, Chicago, 2004.
Maxwell Kenneth R., *Conflicts and Conspiracies: Brazil & Portugal (1750-1808)*, Cambridge University Press, Cambridge, 1973.
Sans auteur (a), *Tiradentes: a sentença*, Alerj, Rio de Janeiro, 1992.
Sans auteur (b), *Tiradentes: os caminhos do ouro*, Imprensa Nacional, Brésil, 1992.

François-Joseph Talma (1763-1826), dentiste, acteur préféré de Napoléon et réformateur de la Comédie-Française

François-Joseph Talma naît à Paris, le 15 janvier 1763. Dès l'âge de 10 ans, il ressent l'appel des planches. Chargé du compte-rendu d'une tragédie, imprégné d'une émotion indicible, il fond en larmes au milieu de sa lecture (Janin, 1826). En 1776, il se rend en Angleterre, pour retrouver son père qui est devenu dentiste à Londres, son oncle et son frère étant aussi dentistes dans la capitale britannique, avant de retourner tous deux à Paris (Baron, 2003). Mais, son avenir est plus influencé par la découverte du théâtre élisabéthain que par le métier paternel. En Angleterre, il joue en amateur. Rentré en France, en 1785, il s'établit en tant que dentiste pendant quelque temps. Faisant des voyages réguliers, il vit avec son oncle sporadiquement de 1782 à 1785, puis en permanence de 1785 à 1786, rue Mauconseil (Baron, 2003). Reçu dentiste expert, il n'exerce que 18 mois (Cecconi, 1959).
Talma s'inscrit à l'École royale de déclamation en 1786, abandonnant dès lors le métier de dentiste. Il débute à la Comédie-Française, le 27 novembre 1787. Il en devient sociétaire en 1789 (Janin, 1826). Il y joue *Brutus* et *La Mort de César* de Voltaire (1694-1778). Il crée *Charles IX* de Marie-Joseph Chénier (1764-1811), homme politique français et écrivain. C'est un immense succès public, mais l'Église fait interdire la pièce à la 33ème représentation. Le 21 juillet 1790, la pièce est jouée malgré l'interdiction. La troupe de la Comédie-Française se divise alors entre les révolutionnaires et les autres sociétaires qui refusent de jouer avec Talma. Il s'engage de plus en plus politiquement, n'a pas de grandes affinités avec Robespierre, mais se lie d'amitié avec un jeune militaire du nom de Bonaparte... Il est exclu de la Comédie-Française en 1791 et

se réfugie dans un nouveau théâtre situé rue Richelieu. La salle prend vite le nom de théâtre de la République et, quand les sociétaires de la Comédie-Française sont emprisonnés en septembre 1793, Talma est accusé d'avoir comploté contre ses anciens partenaires (http://fr.wikipedia.org, 2010). Admis dans l'entourage de Mirabeau et de celui des Girondins, il échappe de justesse à l'échafaud (Janin, 1826). Dès lors, il ne se consacre plus qu'au théâtre (Lamendin, 2000).

Les critiques sont unanimes sur son immense talent. Talma innove aussi dans le domaine des costumes, en incarnant Proculus en 1792, dans *Brutus* (1730) de Voltaire, où il s'habille en Romain. Il propose de jouer les personnages vêtus selon leur temps, et non selon la mode contemporaine (http://fr.wikipedia.org, 2010).

Il est réintégré au sein de la Comédie-Française en 1799 et devient officiellement *« l'acteur préféré du Premier Consul »*, notamment grâce à son jeu dans la pièce de Corneille (1606-1684), intitulée *Cinna* (1643). Napoléon l'y admire tout particulièrement. En 1799, le théâtre de la rue Richelieu devient la seule salle du Théâtre-Français (http://fr.wikipedia.org, 2010).

A sa réouverture, Talma joue le rôle de Rodrigue dans *Le Cid* (1636) de Corneille. En 1807, il est nommé professeur au Conservatoire. A la fin de cette même année, il est gravement malade et manque de mourir. En mars 1808, il s'essaie à la comédie. Il joue *Plaute, ou la Comédie latine* (1808) de Louis-Jean Lemercier (1771-1840), auteur français (Janin, 1826). En septembre 1808, à la demande de l'Empereur, avec d'autres sociétaires de la Comédie-Française, il se rend à Erfurt où il joue devant les têtes couronnées européennes. Il fascine l'Europe par sa prestance (Janin, 1826). De 1809 à 1810, malade, il joue peu. En 1812, il a une liaison avec la princesse Pauline Bonaparte (1780-1825) (http://fr.wikipedia.org, 2010).

Il réforme entièrement l'esprit des costumes avec les conseils du peintre français néoclassique David (1748-1825). Il visite des musées, consulte des manuscrits anciens, des sculptures et des monuments très variés (Janin, 1826). Pionnier d'une révolution esthétique, il adapte la révolution politique à ses idées théâtrales. Il paraît en scène sans perruque, sans déclamer le vers tragique. Il bouscule les conventions du spectacle tragique

de sorte que la tragédie se dirige vers un nouveau style: le drame historique et politique. Il faut noter son succès en décembre 1821, dans la tragédie *Sylla* (1824) d'Etienne de Jouy (1764-1846), auteur dramatique français, où son physique, allié à une perruque appropriée, lui permet de *« faire revivre »* Napoléon qui vient de s'éteindre quelques mois auparavant.
Un an avant sa mort, en 1825, Talma rédige sa vision révolutionnaire du théâtre dans son *Mémoire sur Lekain et sur l'art dramatique*, Lekain (1729-1778) étant un grand tragédien français (Lamendin, 2007).
Il décède le 19 octobre 1826. Paris tout entier assiste à ses funérailles, sans cérémonie religieuse, le 21 octobre 1826. Gérard de Nerval (1808-1855) compose une élégie intitulée *La Mort de Talma.* Alexandre Dumas (1802-1870) réunit les papiers du tragédien et fait publier les *Mémoires de J.-F. Talma, écrits par lui-même* en 1850 (http://fr.wikipedia.org, 2010).
Talma était le fidèle ami de Louise Desgarcins (1769-1797), actrice française, qu'il a fait entrer au Conservatoire. Il a épousé Charlotte Vanhove (1771-1860), actrice et fille d'acteurs. Sa sépulture se trouve au Père-Lachaise, dans la concession 724 P. A. de 1827, 12ème division, figurant sous le numéro 143 au cadastre, dans la première ligne de tombes au dos de la 11ème division à partir du chemin Donon (Lamendin, 2000 & 2007).
Cabanès (1928) rapporte que : *« Talma avait la bouche grande, les lèvres épaisses, très régulières, en un mot le profil des héros et des Césars qu'il faisait revivre et parler sur scène ».*
Dans le *Mémorial de Sainte-Hélène* (1822), en date du 6 novembre 1817, Napoléon tient le propos suivant au sujet de Talma, à Las Cases (1999): *« ... Je n'ai connu Talma que lorsque je fus Premier Consul. Je le traitais toujours avec la distinction qu'il méritait et comme un homme de talent supérieur, le premier de sa profession, sous tous les rapports. Je l'envoyais chercher le matin; nous déjeunions ensemble. Les libellistes ont conclu de là que Talma m'apprenait à jouer mon rôle d'Empereur. A mon retour de l'île d'Elbe, je dis à Talma, pendant un déjeuner, au milieu de plusieurs savants : « Talma, ils disent que vous m'avez appris à me tenir sur le trône. Je m'y tiens donc bien ? » »* Las Cases (1999) ajoute que : *« Talma a démenti, avec noblesse, tous ces contes. Il était resté plein de reconnaissance et de respect pour le grand homme qui avait*

aimé sa personne et récompensé d'une manière éclatante son talent supérieur. »

Malgré tout, en villégiature à la Malmaison, Talma est souvent l'hôte à dîner du Premier Consul qui éprouve un réel plaisir à parler d'art dramatique avec son invité. Des exposés de Talma, sur les besoins et les réformes du théâtre, devaient naître les décrets de 1802 et de 1803 qui ont réorganisé la Comédie-Française et lui ont obtenu une subvention du gouvernement (B. M., 1968). L'intérêt que Napoléon a porté à la Comédie-Française ne s'est jamais démenti, même pendant la campagne de Russie. C'est ainsi que, le 7 août 1812, il a signé le fameux décret de Moscou, à propos de l'organisation de la célèbre institution (Kovadchévitch, 1941).

Lorsque Bonaparte est devenu Napoléon, Talma a cru qu'il lui faudrait renoncer à ces entretiens, bien futiles pour un Empereur. Mais, un billet du premier chambellan, Rémusat (1797-1875), l'a vite détrompé : *« Mon cher Talma, j'ai bien du plaisir à vous annoncer que Sa Majesté vous recevra volontiers le matin à son déjeuner. Vous n'aurez pour cela qu'à vous présenter à l'appartement de l'Empereur vers neuf heures trente du matin et, tandis que Sa Majesté déjeunera, le préfet du palais de service prendra ses ordres pour vous introduire. »*

A partir de ce moment, Talma s'est rendu au moins une fois par semaine aux Tuileries, à l'heure du déjeuner (B. M., 1968 ; Lamendin, 2000).

Napoléon n'hésite jamais à critiquer et à conseiller l'acteur. Talma a toujours mis à profit ces enseignements. A propos de son interprétation de César dans *La mort de Pompée* (1643) de Corneille, Napoléon lui fait ouvertement part de son mécontentement : *« Vous fatiguez trop vos bras. Les chefs d'Empire sont moins prodigues de mouvements; ils savent qu'un geste est un ordre, qu'un regard est la mort; dès lors, ils ménagent le geste et le regard ».* Talma a apporté, dans l'art dramatique, une sobriété de jeu que Napoléon a admirée et encouragée (B. M., 1968).

A l'automne 1808, lors de la négociation d'Erfurt, Napoléon, qui veut entourer cette entrevue de fêtes brillantes et de divertissements somptueux, demande à Talma: *« Venez avec nous ! Vous aurez là un beau parterre de rois ! ».* L'acteur est

effectivement applaudi par le tsar Alexandre Ier, lui-même (B. M., 1968)...
Napoléon est fastueux et Talma profite largement de ses gratifications, et de ses cadeaux. Le tragédien, qui met l'amitié du grand homme au-dessus de sa générosité, est resté fidèle au souvenir de l'Empereur en exil. Il lui écrit d'ailleurs : *« Sire, vos bontés et la distinction dont vous m'avez honoré ne sortiront jamais de mon coeur. Ma mémoire vous sera fidèle et jamais, non jamais, je ne serai rangé parmi les ingrats que vous avez faits ».* L'acteur a tenu parole et n'a jamais caché ses sentiments bonapartistes. Chaque année, le 5 mai, anniversaire de la mort de l'Empereur, il a porté ostensiblement un vêtement de deuil. L'acteur n'est pas inquiété après le retour de la monarchie (B. M., 1968). Au contraire, Louis XVIII lui a conféré toute sa légitimité et l'a maintenu dans ses prérogatives (Lamendin, 2000).

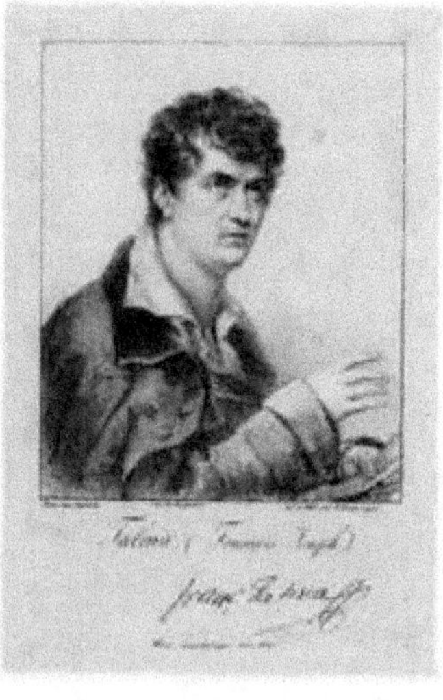

François-Joseph Talma (domaine public).

Références bibliographiques :
Baron Pierre, « Dental Practice in Paris », in *Dental Practice in Europe at the End of the 18th Century*, sous la direction de Christine Hillam, Rodopi (ed.), Amsterdam, 2003.

B.M., « Napoléon amateur de théâtre et admirateur de Talma », in *Hist. pour tous* (Dir. A. Decaux), 1968 ; 96 : 570-571.
Cabanès A., *Dents et dentistes à travers l'Histoire*. Laboratoire Bottu (éd.), Paris, 1928.
Cecconi L. J., *Notes et mémoires pour servir à l'histoire de l'art dentaire en France*, L'Expansion (éd.), Paris, 1959.
De Las Cases Emmanuel, *Mémorial de Sainte-Hélène*, Le Grand Livre du Mois (éd.), 4 tomes, Paris, 1999 (réédition de la première version de 1822).
http://fr.wikipedia.org, *François-Joseph Talma*, 2010, pp. 1-2.
Janin Jules, *Talma et Lekain*, 1826.
Kovadchévitch M., *Le sort des artistes français et russes en 1812. Le décret de Moscou*, Montlouis (éd.), 1941.
Lamendin Henri, « Talma : art dentaire et art théâtral », in *Le Chirurgien-Dentiste de France*, 2000 ; 973 : 140-142.
Lamendin Henri, *Praticiens de l'art dentaire du XIVe au XXe siècle*, L'Harmattan (éd.), Coll. « Médecine à travers les siècles », Paris, 2007.

Horace Wells (1815-1848) et l'anesthésie au protoxyde d'azote

Le 10 décembre 1844, Horace Wells, né à Hartford, dans le Vermont, le 21 janvier 1815, formé à la dentisterie à Boston et en exercice à Hartford depuis 1836, assiste en compagnie de sa femme qu'il a épousé en 1838 et dont il a un fils, à une démonstration publique des effets insensibilisants du protoxyde d'azote, effectuée par Gardner Quincey Colton[2] (1814-1898), sur un homme qui se blesse au cours de la représentation (www.general-anaesthesia.com, 2006). Ce dernier grièvement atteint à la jambe titube tel un alcoolique sous l'effet du produit, mais ne montre aucune souffrance. Surpris et interloqué, le lendemain, Horace décide d'appliquer ce produit à la chirurgie dentaire. Il sollicite Colton pour qu'il joue le rôle d'anesthésiste et son associé, le dentiste John Riggs (1810-1885), qui extrait, à Wells lui-même, une dent de sagesse douloureuse en cours d'éruption, dans leur cabinet dentaire de Hartford. L'anesthésie au protoxyde d'azote vient d'être découverte. Wells réitère l'expérience avec succès, à son cabinet, pour 15 dents et souhaite obtenir l'aval du monde médical en faisant une démonstration devant ses pairs.

Au début 1845 (certains auteurs disent en décembre 1844), Wells décide de présenter sa trouvaille devant une assemblée de spectateurs et d'étudiants au Massachusetts General Hospital (Zimmer, 2008, pp. 442-445). Invité par John Collins Warren,

[2] Colton, né le 17 février 1814, à Géorgie, dans le Vermont, est un ancien étudiant en médecine et un chimiste itinérant. Après avoir gagné environ 535 dollars au cours d'une première démonstration, Colton décide de quitter l'école de médecine et de parcourir le monde en vivant de ses spectacles. Gardner Quincey Colton décède le 9 août 1898, à Rotterdam.

un de ses plus célèbres chirurgiens, Wells administre le gaz à un étudiant de l'auditoire venu se faire enlever une dent. Le masque d'inhalation est enlevé trop tôt. Peu endormi, le jeune homme crie au moment de l'intervention. L'opéré admet avoir souffert lors de l'extraction, moins toutefois que s'il n'y avait pas eu d'anesthésie. Humilié, le dentiste quitte la ville, ses oreilles résonnant encore du *« Humbug !»* (*« Foutaises ! »*) de désapprobation hurlé par Warren et des huées du corps médical présent. Le soir même, il réitère, lors d'une autre intervention, et, cette fois, c'est un succès indiscutable. A l'issue de cette journée et devant les résultats obtenus par Morton, et son éther, le protoxyde d'azote tombe en désuétude (Zimmer, 2008, pp. 442-445). Malgré tout, Wells s'obstine et l'emploie au quotidien à son cabinet, avant de le fermer pour faire connaître « son » gaz au monde entier. En 1847, Wells devient un commercial qui vend différents produits sur le territoire américain qui n'ont plus rien à voir avec la dentisterie. Devant le succès de l'anesthésie à l'éther de Morton, après avoir assisté à une démonstration de son ancien associé, Wells part s'installer à Paris, par dépit. Il décide de revenir aux Etats-Unis pour promouvoir sa découverte. L'emprise de Morton sur la question est si forte qu'il renonce et se retire à Hartford où il se consacre à une passion, l'ornithologie. En janvier 1848, suite à la publication d'un article de Simpson sur le chloroforme, il s'installe à New York où il reprend ses recherches en testant son produit d'abord sur lui-même. Très vite, il est dépendant au chloroforme, ce qui lui fait perdre toute conscience. Dans de rares moments de lucidité, le 15 janvier 1848, il anesthésie cependant un malade avant une blépharoplastie à l'hôpital de New York (Zimmer, 2008, pp. 442-445). Le 23 janvier 1848 (certains auteurs disent le 21), ayant jeté de l'acide sulfurique sur deux prostituées, sous le coup d'une peine de prison, Horace Wells se donne la mort, en se coupant l'artère fémorale d'une jambe (la gauche ?), après avoir absorbé une dose de chloroforme (Zimmer, 2008, pp. 442-445). Il est enterré au cimetière de Cedar Hill à Hartford.

En 1849, de son côté, Colton se rend en Californie, pour y chercher de l'or, au cours de la grande ruée qui se produit à cette époque. Après une quête infructueuse de plusieurs années, il se remémore les expériences de Wells.

Si Horace Wells a été indéniablement le découvreur de l'action anesthésiante du protoxyde d'azote, Colton en a été indubitablement le grand promoteur sur la fin du XIXe siècle (Riaud, 2012).

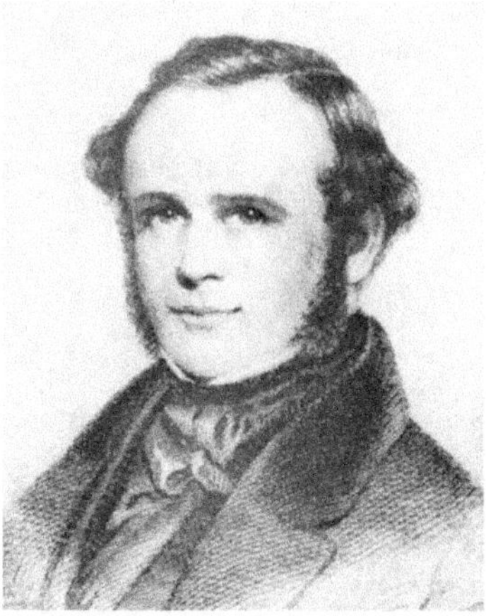

Horace Wells (1815-1848) (domaine public).

Références bibliographiques :
Riaud Xavier, *Les dentistes américains dans la guerre de Sécession (1861-1965)*, L'Harmattan (éd.), Coll. « Médecine à travers les siècles », 2ème édition, Paris, 2012.
www.general-anaesthesia.com, *Horace Wells (1815-1848)*, 2006, pp. 1-3.
Zimmer Marguerite, *Histoire de l'anesthésie*, EDP Sciences, Les Ulis, 2008.

Dr William T. Green Morton (1819-1868), le dentiste découvreur de l'anesthésie à l'éther sulfurique

Morton naît le 9 août 1819, à Charlton dans le Massachusetts. Après une scolarité ordinaire, il décide d'apprendre l'art dentaire à Baltimore qu'il quitte diplômé en 1842. (American Society of Anaesthesiologists, 2008). De 1842 à 1843, il est un élève, puis un associé du dentiste de Hartford, le Dr Horace Wells. L'association est rompue au bout de quelques mois pour incompatibilité d'humeur (Swank, 2008 & Taylor, 1922).
De retour à Boston, son succès est très rapide. En 1844, il est un dentiste renommé sur la place de cette ville (Degusheim & Hurwitz, 1921). Il entre à l'Ecole médicale de Harvard. Il finance ses études en continuant à exercer la dentisterie. Pourtant, il ne les achève pas à quelques mois du diplôme, sa découverte l'accaparant (www.general-anaesthesia.com, 2005).
Il lit les travaux du professeur Charles Jackson qui lui font découvrir les propriétés de l'éther. Il veut trouver une méthode pour extraire les dents cariées sans douleur, en améliorant le confort du patient. Il assiste à un cours du même professeur qui démontre à l'assemblée que l'inhalation d'éther sulfurique provoque des pertes de conscience. En 1846, après avoir essayé, sans succès probant, l'opium et l'hypnotisme, se rappelant les expériences de Jackson, Morton tente l'anesthésie à l'éther (Iverson, 1998). Il effectue de nombreux essais au préalable sur lui-même, sur ses proches et sur des animaux.
Le 30 septembre 1846, il enlève, à son cabinet, avec ce dispositif, une dent à Eben Frost, marchand à Boston. Le 16 octobre, le Dr Morton effectue une démonstration devant le corps médical du Massachusetts General Hospital. L'opération d'Edward G. Abbott, imprimeur de son état, se déroule parfaitement. Le malade inhale de l'éther, perd connaissance, reste insensible tout le temps de l'intervention et se réveille sans

douleur, l'ablation d'une tumeur vasculaire sous-mandibulaire ayant été faite (www.woodlibrarymuseum.org/exhibit.aspx, 2006). Le chirurgien John C. Warren, qui officie, à l'issue de l'intervention, laisse ces mots à la postérité : *« Gentlemen, this is no humbug »* (*« Messieurs, ce ne sont pas des foutaises. »* (Degusheim & Hurwitz, 1961)). Morton triomphe (www.general-anaesthesia.com, 2005).
Allant à l'encontre de l'avis de ses amis, Morton dépose un mémoire au 29ème U. S. Congrès, 2ème session, afin que sa priorité sur la découverte de l'éther soit établie et pour demander une récompense pour l'utilisation de son brevet (brevet U. S. n° 4 848 du 12 novembre 1846, délivré par le 30ème U. S. Congrès, 1ère session, confirmé par le 32ème U. S. Congrès, 2ème session). Le gouvernement américain ne lui paiera jamais les 100 000 dollars de compensation en retour de son brevet (Conner, 1996). Dans les mois qui suivent, le dentiste subit de nombreuses attaques qui l'affectent profondément, dont Josiah F. Flagg (1789-1853), dentiste à Boston, est le meneur (Degusheim & Hurwitz, 1961).
Morton n'obtient aucune reconnaissance du gouvernement américain pour les services rendus à son pays et au monde. Ce n'est pas le cas d'autres pays. Il reçoit la croix de l'Ordre de St Vladimir des mains du Tsar de Russie, la croix de l'Ordre de Vasa de la Norvège et de la Suède, et la médaille d'or de l'Académie des arts et des sciences en France. En 1852, il devient docteur honoraire en médecine de la Washington University de Baltimore, dans le Maryland (Swank, 2008 & Asbells, 1988).

Pendant la guerre de Sécession, Morton se porte volontaire comme anesthésiste sous les recommandations du chirurgien général de l'armée de l'Union. Il sert à la bataille de Fredericksburg (10-15 décembre 1862) et est présent à celle de Chancellorsville (30 avril-6 mai 1863). Mais, il exerce aussi pendant la bataille de Wilderness (5-6 mai 1864).
Dans une lettre écrite à un ami en 1864, Morton écrit : *« A l'arrivée des ambulances, les blessés sont examinés et ceux qui ne peuvent supporter le voyage sont envoyés à Fredericksburg. La nature des opérations pratiquées sur les autres est décidée après et notée sur un morceau de papier épinglé sur l'oreiller*

ou sur une couverture placée sous la tête du patient. Puis, j'anesthésie le patient dans un délai de trois minutes et les chirurgiens peuvent opérer. Ensuite, les infirmières pansent les moignons (Degusheim & Hurwitz, 1961). »
En 1892, pendant la remise des diplômes d'une classe du Jefferson Medical College de Philadelphie, John Brinton, chirurgien d'Ulysses S. Grant (1822-1885), fondateur du musée médical de l'armée ouvert à Washington D. C. en 1887, relate cette anecdote : « *Quand Morton arrive au Q. G. du général Grant au début de l'été 1864, j'étais présent. Alors en pleine conversation avec lui, un soldat nous annonce qu'un docteur en civil souhaite voir le général dans le but d'obtenir une ambulance pour son usage personnel, afin de visiter les hôpitaux sur le front. Le général lui a répondu : « Les ambulances sont réservées aux malades et aux blessés, et ne peuvent être utilisées à cette fin. » Je suis allé à lui et j'ai immédiatement reconnu le Dr Morton. Je suis retourné alors vers le général. Je me suis aventuré à lui dire : « Mais, général, si vous saviez qui est cet homme, je suis sûr que vous accèderiez à sa demande. (...) Il est le Dr Morton, le découvreur de l'éther. » Grant a rétorqué alors : « Vous avez raison, il a fait plus pour les soldats que quiconque. Laissez-le avoir son ambulance et tout ce qu'il veut. » Après cela, pendant tout son séjour, sur ordre du haut commandement, Morton a reçu l'hospitalité du quartier général, une ambulance, une tente, et un assistant* (Brinton, 1996). » Il anesthésie régulièrement plus de 100 hommes par jour. Il a sauvé plus de 2 000 soldats des douleurs engendrées par le couteau du chirurgien (Iverson, 1998).

Après la guerre, le 6 juillet 1868, William se rend à New York pour répondre à un article qui affiche la revendication du professeur Jackson d'être celui qui a découvert l'éther sulfurique. Aucun article de cette sorte n'était plus publié, le monde médical ayant admis le rôle primordial de Morton dans cette découverte (Degusheim & Hurwitz, 1961). Le 11 juillet, William envoie un télégramme à sa femme. Il est malade. Lors d'une promenade à Central Park, il perd conscience à 23h00, le 14 juillet 1868 (www.general-anaesthesia.com, 2005). Il est conduit à l'hôpital Saint Luke (Degusheim G. A. & Hurwitz A., 1961).

Le Dr William Thomas Green Morton décède le 15 juillet 1868, d'une *« congestion du cerveau »* (Iverson, 1998). Il est enterré à Boston, dans le Mt Auburn Cemetery.

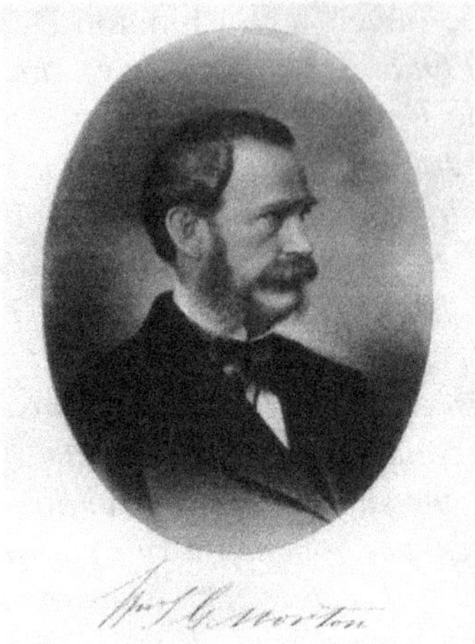

Dr William T. Green Morton (domaine public).

Références bibliographiques :

American Society of Anaesthesiologists, communication personnelle, Park Ridge, U. S. A., www.asahq.org/wlm, 2008.
Brinton John H., *Personal Memoirs of John H. Brinton, Civil War Surgeon, 1861-1865*, Southern Illinois University Press, Carbondale, 1996.
Conner H. Eugene, « William T. G. Morton and the U. S. Congress », in *ASA Newsletter*, http://www.asahq.org, September 1996; 60 (9): 1-2.
Degusheim G. A. & Hurwitz A., « An intimate view of the letheon controversy », in *Surgery*, October 1961; 50 (4): 716-724 (Témoignage d'Elizabeth Whitman Morton).
Iverson Daniel, « The Civil War: three dentists who made a difference », in *J. Hist. Dent.*, 1998 Jul.; 46(2): 85-88.
Swank Scott, communication personnelle, Conservateur du Dr Samuel D. Harris National Museum of Dentistry, Baltimore, 2008:

- Asbells, *Dentistry: A Historical Perspective*, 1988.
- Taylor A., *History of Dentistry*, 1922.

www.general-anaesthesia.com, *William Morton (1819-1868)*, 2005, pp. 1-5.

Le Dr Thomas W. Evans (1823-1897), ambassadeur de Napoléon III en Amérique

Thomas naît le 23 décembre 1823. En 1841, Evans devient un étudiant du dentiste de Philadelphie, le Dr John de Haven White. Il ouvre un cabinet à Baltimore, dans le Maryland, puis à Lancaster, en Pennsylvanie. En 1847, il fait la démonstration d'une nouvelle technique de plombage en or à l'exposition annuelle de Philadelphie. Il gagne le premier prix. Il y fait la rencontre du Dr John Clark, un médecin de Paris, rentré chez lui en vacances. Clark est vite convaincu qu'un dentiste aussi doué qu'Evans ferait sensation à Paris. En novembre 1847, Evans s'y installe. Il s'associe avec le Dr Starr Brewster (Deranian, 2006). Un jour, celui-ci est convoqué auprès de l'Empereur. Il ne peut s'y rendre et envoie Evans à sa place. A compter de ce jour, ce dernier devient le dentiste attitré des familles royales européennes. Il gagne l'amitié de Napoléon, qui le nomme dentiste officiel de la Cour en 1853, et devient un membre officiel de son conseil. En 1854, il reçoit la Légion d'honneur (Iverson, 1998).
En 1861, Evans devient membre de la Commission sanitaire des Etats-Unis (Riaud, 2006).

Les relations de la France avec l'Union sont alors amicales et l'Empereur approuve les directives de Lincoln quant au blocus des ports du Sud. Lorsque la guerre de Sécession éclate, ses effets sont ressentis à l'étranger. Des industries nationales sont paralysées et des marchés perdus. Des milliers d'ouvriers sont sans travail. Beaucoup d'Américains sécessionnistes vivent à Paris. Ils convainquent l'aristocratie française de pencher pour la cause sudiste. L'Empereur est entouré de personnes sympathisant avec le Sud. Il subit un vrai harcèlement, Napoléon n'acceptant pas l'idée d'un état esclavagiste. Des

puissances étrangères comme l'Angleterre font pression afin qu'il reconnaisse la Confédération (Evans, 1910).
Dès le début du conflit, Evans ne cache pas ses amitiés fédérales. Il n'hésite pas à se servir de ses liens avec Napoléon III. *« J'étais le seul partisan résolu du Nord qui eût fréquemment accès auprès de l'Empereur. Je croyais fermement au succès final du gouvernement fédéral et, me, trouvant presque seul de cette opinion, j'étais forcé de me tenir au courant de tout ce qui pouvait la fortifier en moi et me fournir des faits et des arguments pour étayer mes assertions. J'étais constamment à l'affût des dernières nouvelles, et je recherchais les occasions de converser avec les personnes venant d'Amérique et capables de me donner des renseignements, afin de pouvoir communiquer ces renseignements à l'Empereur, qui était toujours disposé à entendre « l'autre côté ». »* Il lui montre des cartes, des articles de journaux qui montrent la progression du Nord. Ayant procuré des armes à cette armée depuis l'Europe, dès le début du conflit, il apporte une aide financière à la littérature nordiste et n'hésite pas à déjouer les complots confédérés (Evans, 1910).
Après la bataille de Wilderness (5-6 mai 1864) et la défaite de Grant dans sa première tentative à reprendre Richmond, lorsque l'armée d'Early est en vue du Capitole et que la prise de Washington ne semble être qu'une question d'heures, l'Empereur informe Evans, alors à Compiègne, qu'il a reçu une dépêche de l'Angleterre encourageant la France à soutenir le Sud. La situation en Amérique paraît très floue et Napoléon ne souhaite pas intervenir (Iverson, 1998). Evans lui dit : *« Sire, vous ne pouvez pas songer à reconnaître le gouvernement de Jefferson Davis, car le démembrement de notre grande Union fondée par Washington serait un crime. Si vous y contribuiez, les Etats du Nord ne l'oublieraient pas et maudiraient votre nom à tout jamais. Je vais aller aux Etats-Unis. Je vais partir par le premier bateau, pour me rendre compte par moi-même de la situation. J'irai directement, à Washington, voir M. Lincoln et M. Seward, et je vous rapporterai exactement la vérité ; je vous dirai s'ils croient et s'ils ont de bonnes raisons pour croire que la fin de la guerre n'est pas si éloignée. Et je suppliai Sa Majesté de ne pas agir avant que j'eusse pu lui*

rapporter ce que j'aurais appris au sujet de la guerre par des observations et une enquête personnelle.»
L'Empereur approuve : *«Je ne crois pas que je reconnaîtrai la Confédération du Sud avant que vous ayez eu l'occasion de me communiquer les résultats de votre enquête* (Evans, 1910). »
Le dentiste arrive à New York, le 23 août 1864 et rend aussitôt visite au secrétaire d'Etat, Seward, puis au président Lincoln. Peu après, il part rencontrer le général Grant à City Point, au quartier général de l'armée du Potomac qui assiège Petersburg et Richmond. Ce dernier le reçoit dès son arrivée. Le général en chef assure Evans de la victoire prochaine de l'Union. Le dentiste rencontre aussi les généraux Meade, Hancock et Butler. Thomas se retrouve très vite aux avant-postes de l'armée nordiste. Après avoir séjourné cinq jours au quartier général de Grant, Evans retourne à Washington. La victoire du Nord est inéluctable. Quand Sherman prend Atlanta et que Sheridan détruit l'armée d'Early, la victoire de l'Union est certaine. Evans rentre à Paris en novembre et fait part de sa conviction à Napoléon qui s'exclame : *« Lorsque le plan de campagne concerté entre Grant et Sherman me fut connu, je vis, d'après mes cartes, que c'était le « commencement de la fin ». »*
Quelque temps après, l'Angleterre se retire aussi (Evans, 1910). Si Evans n'était pas intervenu, il y a fort à parier qu'une guerre mondiale aurait vu le jour.

En 1865, après la guerre, se sentant concerné par le désastre sanitaire provoqué par ce conflit, Thomas dirige un travail collectif intitulé *« Essais d'hygiène et de thérapeutiques militaires présentés à la Commission sanitaire des Etats-Unis »*, qui est publié aux éditions V. Masson et fils.
En 1867, Thomas remporte le grand prix d'honneur à l'exposition de Paris, sur la médecine militaire pratiquée durant la guerre de Sécession. Il a beaucoup étudié et écrit sur l'organisation des hôpitaux militaires.

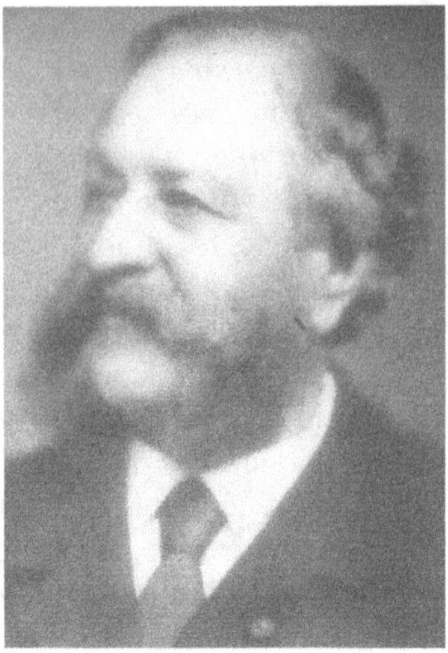

Dr Thomas Evans, © University of Pennsylvania.

Références bibliographiques :

Bibliothèque interuniversitaire de Santé, communication personnelle, Paris, 2012.

Collections of the University of Pennsylvania Archives, Philadelphie, USA, 2005.

Deranian Martin H., « Thomas W. Evans: Pennsylvania's dentist to Europe's royalty », in *J. Hist. Dent.*, Spring 2006; 54 (1): 17-23.

Evans Thomas W., *Mémoires du Dr Thomas W. Evans*, Plon (éd.), Paris, 1910.

Iverson Daniel, « The Civil War: three dentists who made a difference », in *J. Hist. Dent.*, 1998 Jul.; 46(2): 85-88.

Lamendin Henri, « L'impératrice Eugénie, des dentistes et l'Histoire... », in *Le Chirurgien-Dentiste de France*, 16/09/1999, n° 950, pp. 38-41.

Lamendin Henri, *Praticiens de l'Art dentaire du XIVe au XXe siècle*, L'Harmattan (éd.), Coll. « Médecine à travers les siècles », Paris, 2006.

Riaud Xavier, *L'influence des dentistes américains pendant la guerre de Sécession (1861-1865)*, L'Harmattan (éd.), Coll. « Médecine à travers les siècles », Paris, 2006.

Riaud Xavier, *Les dentistes, détectives de l'Histoire*, L'Harmattan (éd.), Coll. « Médecine à travers les siècles », Paris, 2007.

Le Dr Josephus Requa (1833-1910), dentiste pendant 53 ans et inventeur de la première mitrailleuse

Josephus naît en 1833, dans le comté d'Ulster, dans l'Etat de New York (Kling, 1999). A 14 ans, sa famille déménage à Rochester où le garçon devient l'apprenti de William Billinghurst (1807-1880), un armurier, et le demeure de 1849 à 1852. En 1853, Josephus se lance dans l'apprentissage de la dentisterie (Hyson & Requa de Francisco, 1999). Deux ans plus tard, il exerce à Springwater, dans le comté de Livingston, toujours dans l'Etat de New York. En 1858, il est de retour à Rochester et ouvre un cabinet dentaire dans la suite 903 du Wilder Building.

Le 29 juin 1861, un article paraît dans le *Rochester Daily Union & Advertiser.* Celui-ci relate qu'Albert Mack, employé du pénitencier du comté de Monroe, a suggéré au Dr Requa que l'armée unioniste avait besoin d'un fusil à tir rapide. L'article affirme que Requa s'est aussitôt penché sur la question, a dessiné un plan et l'a parfait avec son maître armurier William Billinghurst. Dès le 11 juillet, un modèle réduit est achevé. Après avoir reçu les félicitations des notables de Rochester, Requa et Billinghurst construisent un prototype de taille réelle dans l'armurerie dont le coût n'excède pas 500 dollars. La première mitrailleuse est appelée *« Requa Rifle Battery ».* Elle est constituée de 25 canons d'environ 65 cm montés sur une armature reposant sur un chariot à deux roues. Elle pèse 230 kg. Un chargeur de 25 cartouches est mis en place. Les 25 canons se déchargent d'une volée et trois hommes peuvent la recharger 7 fois en une minute, ce qui fait 175 coups par minute. L'ensemble peut être monté ou baissé pour ajuster la distance. Sa particularité est de faire osciller les canons sur un arc horizontal plus large, ce qui lui permet de couvrir une surface plus importante. Placée sur un pont ou un chemin étroit, cette arme rend le passage impossible aux ennemis hypothétiques.

Elle est très vite surnommée *« street sweeper »* (*« balayeur de rue »*).
Après sa construction et les tests sur le prototype, Requa démarche auprès de l'armée de l'Union, en se rendant à Washington D. C., dans l'espoir de rencontrer le responsable du matériel militaire. Il obtient une entrevue avec le général Ripley qui le congédie très vite en expliquant que cette arme consomme trop de munitions et qu'à ce titre, elle coûte une fortune. Requa ne renonce pas et rencontre Abraham Lincoln, le 1er mai 1862. Le Président prend en charge l'affaire et assiste au test du fusil, le 12 mai 1862. Les résultats sont concluants.
Tous les efforts pour promouvoir son fusil commencent à peser financièrement au Dr Requa qui a déserté son cabinet dentaire depuis deux mois (Kling, 1999). Malgré les tests qui se sont tous soldés par des résultats positifs, les commandes tardent. Les deux inventeurs se tournent vers Smith et Bradley, deux financiers qui finissent par accepter de débloquer les fonds nécessaires à la conception de la batterie de fusils Requa. Dès lors, des contrats sont signés avec Remington notamment.
Trente unités sont fabriquées à Troy, dans l'Etat de New York, par Parmenter & Bramwell et vingt autres sortent de l'armurerie de Billinghurst à Rochester. La machine infernale prend le numéro de brevet 36 448. Celui-ci est attribué à Requa et Billinghurst, le 16 septembre 1862, la veille de la bataille d'Antietam, une des plus sanglantes de la guerre de Sécession.
Le fusil entre en guerre. Albert Mack, devenu entre-temps capitaine de la 18ème batterie d'artillerie légère de New York, reçoit quelques modèles. Son unité opère de septembre 1862 à juillet 1865, engageant des actions à la Nouvelle-Orléans, en Louisiane, à Port Hudson, à Mobile et à Montgomery en Alabama.
La mitrailleuse participe à la reprise de Fort Sumter en 1863. Elle est employée également à Petersburg et à Cold Harbour en 1864.
Le Dr Requa, qui a été exempté, car il est enfant unique en charge d'un parent, s'engage en 1864, dans le 5ème régiment du 84ème de la Garde nationale de New York. Il est affecté à une prison de détenus confédérés à Elmira, dans l'Etat de New York. Il ne reste en service que 3 mois. Requa ne se considérera jamais comme un vétéran de la guerre de Sécession.

Après le conflit, la batterie de fusils Requa est remplacée par la mitrailleuse Gatlin et devient une pièce de musée.
Le Dr Requa est institué premier membre permanent de la New York State Dental Society en 1868. Il prend sa retraite en 1908, après 53 ans de pratique (Kling, 1999).
Son esprit inventif et sa persévérance ont joué un rôle important sur l'issue de la guerre de Sécession. Josephus Requa repose au cimetière de Mount Hope à Rochester.

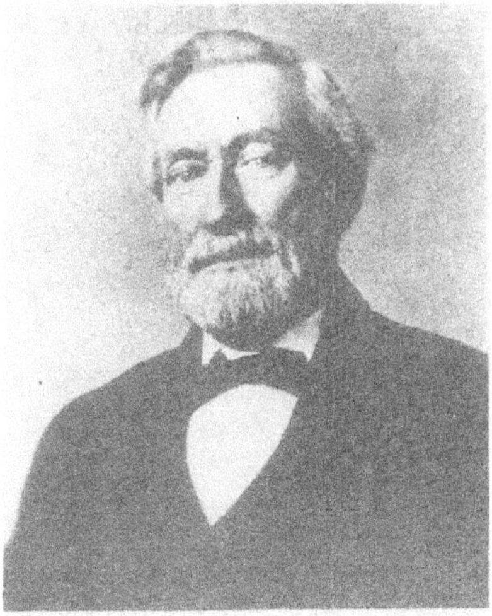

Dr Josephus Requa (1833-1910) (Hyson & Requa de Francisco, 1999).

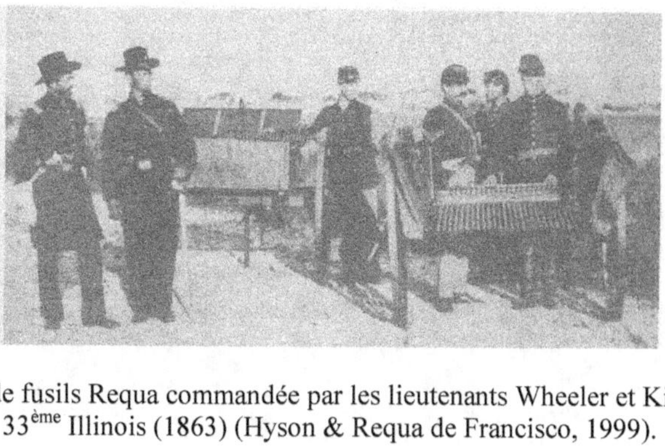

Batterie de fusils Requa commandée par les lieutenants Wheeler et Kingsbury, 33ème Illinois (1863) (Hyson & Requa de Francisco, 1999).

Références bibliographiques :

Hyson John Jr & Requa De Francisco Margaret, *Dr Josephus Requa Civil War dentist and the Billinghurst-Requa Volley Gun*, Museum Restoration Service, Bloomfield, Canada, 1999.

Kling Warren, « The story of Dr Josephus Requa (1833-1910), a dentist, and his Civil War machine gun », in *The Friends of Mount Hope Newsletter*, vol. 19, n°4, Rochester, 1999, http://www.lib.rochester.edu, pp. 1-3.

Riaud Xavier, *Les dentistes américains dans la guerre de Sécession (1861-1865)*, Coll. « Médecine à travers les siècles », L'Harmattan (éd.), 2ème édition, Paris, 2012.

Le Dr Edward Maynard (1813-1891), dentiste inventeur du premier fusil à répétition

Edward Maynard naît le 23 avril 1813, à Madison, dans l'Etat de New York (Hodgkin, 1941). Il renonce à entrer à West Point à cause d'un handicap physique. Avant 1835, il reçoit une formation dentaire en tant qu'apprenti et en 1836, il débute son exercice à Washington où il reste jusqu'en 1890. Pendant plusieurs années, son cabinet a, pour patients, plusieurs présidents et de nombreuses personnalités de la vie publique. Il devient un des membres fondateurs de l'American Society of Dental Surgeons dont il dessine l'emblème. En 1840, il est éditeur associé du journal de l'association et coéditeur en 1843. Le 18 février 1842, il est l'un des 18 premiers dentistes à recevoir le diplôme de docteur en chirurgie dentaire délivré par l'Ecole dentaire de Baltimore. Ses méthodes d'enseignement sont novatrices. Dès 1844, il recommande à ses collègues dentistes d'avoir des maquettes en verre transparent de toutes les dents dans lesquelles ils taillent des cavités de toutes sortes.
Dès 1845, il voyage en Europe. Il rencontre les rois de Suède, de Belgique, de Prusse et l'Empereur de Russie. Il ne reçoit qu'honneurs et distinctions.
Maynard meurt le 4 mai 1891, après avoir passé 55 ans de sa vie à utiliser son influence et ses contacts pour faire progresser la dentisterie.

Toutefois, Maynard laisse son nom à la postérité pour deux raisons : son action tenace pour la fondation d'un service dentaire dans l'armée et dans la marine américaine, ainsi que pour son rôle dans l'essor de petites armes qui ont été très employées pendant la guerre de Sécession.

La première action menée par une association dentaire pour la création d'un corps dentaire d'armée est entreprise par la Western Dental Society, le 21 juillet 1858, dans l'Illinois. Mais, Maynard a déjà commencé depuis au moins quinze années à militer en ce sens (Hodgkin, 1941). Malgré des soutiens particulièrement influents comme le président Millard Fillmore et le ministre de la Guerre du gouvernement suivant, Jefferson Davis, il n'aboutit pas.

Aussi variées et remarquables qu'aient pu être ses contributions à la profession dentaire, Maynard est plus communément connu dans l'armée, pour ses prouesses dans le développement de petites armes.

En 1845, Maynard invente un système de ruban à amorces (brevet U. S. 4 208) (Iverson, 1998). Cela consiste en un ruban enroulé avec 50 capsules fulminantes disposées à égale distance et en un mécanisme qui présente le ruban, une capsule à la fois, en face du percuteur. Le 21 janvier 1845, le ministre de la Guerre ordonne à ses généraux d'aller examiner ce système révolutionnaire. La conclusion ne se fait pas attendre. Le rapport envoyé au ministre, le 29 janvier 1845, est plus qu'élogieux : *« Au sujet du système du Dr Maynard, la commission est d'avis que le percuteur et les amorces sont construits selon une méthode qui pourrait être très utile à la construction des armes à feu en général ; que cet appareil est un produit de génie et accomplit beaucoup des buts fixés par son inventeur. »* Le 20 mars 1845, le Département de la Guerre négocie un contrat avec Maynard (Hodgkin, 1941). Plus de 100 000 armes à feu sont équipées de ce système à la suite de ce contrat. En 1859, ce sont 300 000 armes qui en sont équipées. Des armes obsolètes sont remises au goût du jour grâce à cette invention. D'ailleurs, l'approbation ministérielle du 3 octobre 1855 est sans équivoque : *« La recommandation d'essai est approuvée. Si, par la suite, il est jugé recommandé de réhabiliter les fusils à mousquet, à percuteur en pierre, il sera préférable d'établir un contrat avec l'inventeur plutôt que de le rémunérer et de récompenser son zèle, et son intelligence qui l'ont conduit à cette invention. »*

En 1854, la Navy commande 200 000 percuteurs Maynard. Mais, l'intérêt suscité par cette invention gagne également le vieux continent.

Au moment où l'invention de Maynard atteint son paroxysme par l'intérêt qu'elle déclenche, ce dernier dépose un brevet en 1851, *« d'amélioration aux armes à feu à chargement par la culasse »* (brevet U. S. 8 126). Le chargement des fusils ne se fait plus par le canon, mais par la culasse. Une des caractéristiques de cette arme réside en son système pour empêcher les gaz de sortir de la culasse, un des principaux problèmes de ce dispositif dans les années 1850.

Un rapport du ministre de la Guerre, Jefferson Davis, du 4 décembre 1854, affirme que : *« L'expérience montre que cette nouvelle arme est au moins aussi efficace à une distance trois fois plus élevée* (Hodgkin, 1941). *»*

L'armée teste ce fusil en 1856, sur des distances comprises entre 100 et 500 mètres, et déclare que cette arme est la meilleure jamais utilisée à ce jour. En 1857, Maynard fonde la Maynard Arms Company (http://www.civilwarguns.com). De 1861 à 1863, peu d'hommes des troupes fédérales en sont pourvus. Les Etats du Sud, plus prévoyants, en ont équipé leurs milices dès 1860.

En 1861, la Maynard Arms Company brûle. Les Etats confédérés achètent 90 % des fusils sauvés de l'incendie. L'entreprise est reconstruite en 1863.

Cette année-là, Maynard dépose deux autres brevets : le n° 1 406 pour un mousquet de l'armée américaine à chargement par la culasse et le n° 252 580 pour un mousquet Springfield avec un mécanisme de culasse mobile (Hodgkin, 1941).

Ce n'est qu'après la bataille de Gettysburg (1863) que le chargement par la culasse devient très répandu dans tous les différents corps d'armée. Pourtant, le fusil Maynard est un des premiers à adopter ce système et est très demandé pendant la guerre de Sécession. 20 000 fusils sont commandés par le gouvernement fédéral et les tireurs d'élite sudistes l'utilisent beaucoup, surtout lors du siège de Charleston (1864). En 1862, un Géorgien, perché dans un arbre près de Savannah, tire sur un officier nordiste à une distance de 600 mètres et le tue (http://www.civilwarguns.com).

Les confectionneurs de munitions du Sud continuent de fabriquer des cartouches pour le fusil Maynard jusqu'à la fin 1864. Une pénurie de matières premières arrête la production.

Cette arme survit au conflit et est produite jusqu'en 1890, en tant que fusil de loisir ou de chasse.

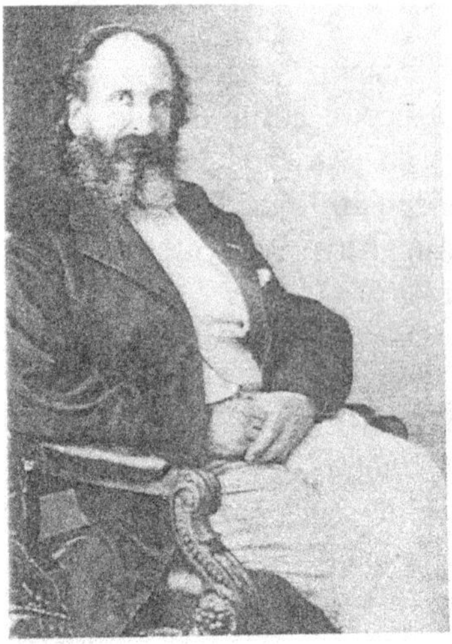

Dr Edward Maynard (1813-1891), © Library of Congress.

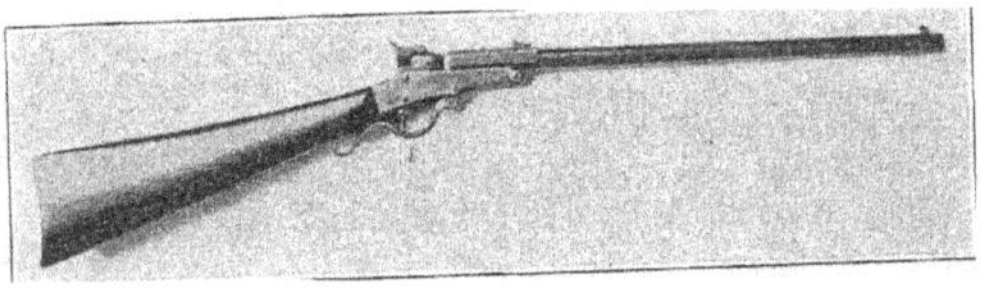

Le fusil Maynard.

Références bibliographiques :

Hodgkin William N., « Edward Maynard: a progenitor of the United States Army and Navy Dental Corps », in *J. Amer. Dent. Assoc.*, 1941; 28: 1968-1978.

http://www.civilwarguns.com.

Iverson Daniel, « The Civil War: three dentists who made a difference », in *J. Hist. Dent.*, 1998 Jul.; 46(2): 85-88.

Library of Congress, Prints and Photographs Division (reproduction number e.g. LC-USZ62-125022), Washington D. C., 2005.

Riaud Xavier, *Les dentistes américains dans la guerre de Sécession (1861-1865)*, Coll. « Médecine à travers les siècles », L'Harmattan (éd.), 2ème édition, Paris, 2012.

Evans et le sauvetage de l'impératrice Eugénie

« Je fis la connaissance du Prince bientôt après son arrivée à Paris (Evans, 1910). *Il était depuis peu à l'Elysée lorsqu'il envoya un message au docteur Brewster pour le prier de venir le voir, si cela lui était possible. Le hasard voulut que, lorsque le message arriva, le docteur Brewster fût malade et ne pût pas, par conséquent, aller lui-même au Palais. J'eus donc la bonne fortune de le remplacer et de rendre visite au Prince. Il me reçut d'une façon fort aimable, sans me laisser deviner qu'il s'attendait à voir le docteur Brewster, de sorte que je ne tardai pas à me sentir tout à fait à l'aise avec lui. Je lui fis une légère opération qui le soulagea beaucoup. Quand je pris congé de lui, il me remercia avec la plus grande cordialité, me fit des compliments sur la « douceur » avec laquelle j'opérais et m'exprima le désir de me revoir le lendemain. Je continuai de lui donner mes soins, et, depuis cette époque jusqu'au jour de sa mort, je lui fis de fréquentes visites, quelquefois deux par semaine ; car ce n'était pas seulement en qualité de dentiste que j'allais le voir ; il n'avait pas tardé, en effet, à me témoigner de l'amitié et de la confiance... »*

Plus loin, le dentiste américain (Evans, 1910) affirme que : *« Mes relations professionnelles avec l'Empereur commencèrent, comme je l'ai déjà dit, peu après qu'il fut devenu président de la République. Il avait des dents extrêmement délicates, ce qui était, paraît-il, un héritage de sa mère. Par suite de cette hyperesthésie – c'est le terme dont se servaient Corvisart et Nélaton –, hyperesthésie qui se généralisa et s'accentua encore vers la fin de sa vie, il souffrait beaucoup de la moindre inflammation, de sorte qu'il avait souvent besoin de mes soins. De plus, il était, de constitution, sujet aux hémorragies ; pendant son enfance, il faillit mourir pour avoir perdu beaucoup de sang après l'extraction d'une dent. Il dut sa vie à la vigilance et aux soins de sa mère, qui, s'étant aperçue pendant la nuit de cette hémorragie, mit son doigt sur la gencive et l'y maintint fortement appuyé jusqu'à ce qu'elle eût cessé de saigner. Comme j'étais ordinairement appelé au Palais dès qu'il souffrait des dents, j'arrivais presque toujours à le soulager. Il détestait qu'on lui fît mal ; aussi usais-je de précaution quand je devais le toucher avec un instrument. Il est donc assez naturel que l'Empereur me témoignât de la reconnaissance pour la manière dont je le soignais et pour l'immense soulagement, qu'en plusieurs occasions, je fus assez heureux pour lui procurer presque instantanément. Mais, je n'étais pas le seul de ma profession à jouir de son estime ; elle s'étendait à tous nos confrères. Il se trouvait bien des secours de notre art et avait, pour cette raison, une excellente opinion des dentistes en général* (Evans, 1910). *Si j'eus l'occasion de rendre de grands services à l'Empereur au point de vue professionnel, j'en fus amplement récompensé et de bien des manières, mais particulièrement par les encouragements qu'il me donna, par la considération qu'il me témoigna, et qui rejaillit sur ma profession… »*

Evans soigne l'Empereur jusqu'à sa mort. Il sera un de ses intimes, lui rendant visite régulièrement dans sa résidence de Chislehurst. C'est d'ailleurs Evans qui a découvert celle-ci et l'a recommandée à l'impératrice Eugénie à son arrivée en Angleterre.

Il continue : *« L'Empereur s'aperçut bien vite que je m'inquiétais de la position que j'occuperais dans son entourage immédiat* (Evans, 1910). *Et, comme il ne faisait pas d'autres différences entre les hommes que celles que déterminent leur intelligence, leur mérite ou leur savoir, je ne tardai pas à être admis officiellement à l'Elysée sur un pied d'égalité avec les docteurs en médecine, les chirurgiens, les professeurs de l'Université et les hommes de science en général. Quand la Cour fut constituée, je reçus la nomination de « chirurgien-dentiste » sous la même forme et aux mêmes conditions que les autres docteurs, et chirurgiens du « service de santé » attachés à la « Maison de l'Empereur ». J'avais, pour habit de Cour, le même uniforme d'or que les autres membres du personnel médical. Mes émoluments ne différaient pas des leurs. J'étais le seul dentiste de la Cour des Tuileries et l'Empereur se montrait plein de bienveillance, et d'attention à mon égard dans toutes les occasions, tant en public qu'en particulier. Ma position à la Cour impériale me permit d'arriver à d'autres Cours et il n'y en a guère en Europe dont je n'aie été l'hôte.* » Il explique enfin que : « *Napoléon III était un homme très laborieux. Il se couchait tard et se levait de bon matin. Quand il avait besoin de mes soins, il me fixait souvent un rendez-vous de très bonne heure. Lorsque j'arrivais, il était généralement dans son cabinet, où il travaillait depuis plusieurs heures déjà (*Evans, 1910)... »

Quelque temps après le coup d'Etat du 2 décembre 1851 qui voit le Prince prendre le pouvoir et régner en maître absolu, ses proches lui conseillent de se marier. Après quelques démarches infructueuses, le futur Empereur finit par être convaincu de la nécessité de se marier (Albou-Talbart, 2006). Il a alors quarante-quatre ans.

Evans se souvient : « *Dans l'automne de l'année 1851, je fis la connaissance d'une famille espagnole composée de trois personnes, une dame et ses deux filles* (Evans, 1910). *Une de ces jeunes filles était remarquable non seulement par sa grande beauté, mais aussi par sa vivacité et son intelligence ; et ceux qui la connaissaient intimement admiraient plus encore la bonté de son cœur et la sympathie qu'elle témoignait à tous ceux qui souffraient ou qui étaient dans le besoin* (Evans, 1910). *(...) Il y avait, dans ses procédés, tant de noblesse et de sollicitude pour ses protégés, sa manière d'être était si exempte d'ostentation que je reconnus bientôt, en Eugénie de Montijo, une de ces rares personnes qui donnent uniquement parce que leur cœur les y porte, et dont la main gauche ignore ce que fait la main droite. Elle demeurait, à l'époque, 12, place Vendôme, non loin de mon cabinet, et se faisait généralement accompagner par une amie, Mme Zifrey Casas, d'origine américaine, mais mariée en Espagne, ou par sa servante Pépa. Les nombreuses visites que me fit la jeune comtesse, tant dans l'intérêt de ses compatriotes d'outre-mer que pour que je lui donnasse mes soins, furent pour moi autant d'occasions de me former une opinion sur son caractère. Impressionnable, compatissante, généreuse, portée à s'abandonner à l'impulsion du moment, ne pensant guère à elle-même, elle semblait n'être jamais plus heureuse que lorsqu'elle pouvait rendre service.* »

Le dentiste se rappelle que : *« Un jour, parmi les personnes qui attendaient avec elle dans mon salon, il se trouva par hasard un ami du Prince-Président* (Evans, 1910). *Ce monsieur, très pressé par le temps, paraissait un peu contrarié d'avoir à attendre ; elle lui offrit de lui céder son tour, bien qu'elle eût attendu elle-même beaucoup plus longtemps que lui ; la manière gracieuse dont cette offre fut faite le frappa évidemment, car, à peine dans mon cabinet, il me demanda qui était la belle jeune fille qui avait bien voulu le laisser entrer avant elle. Peu après, la comtesse de Téba et sa mère, la comtesse de Montijo, étaient inscrites sur la liste des personnes invitées régulièrement aux réceptions du Palais de l'Elysée, où le Prince-Président résidait alors ; la jeune comtesse y fut admirée et attira l'attention générale. »*
Visiblement marqué par cette femme, le célèbre praticien dit encore d'elle : *« Sa figure ovale et d'une pureté de traits remarquable était singulièrement attirante ; elle avait un teint clair et brillant, des yeux bleus particulièrement doux et transparents ombragés de longs cils, et qui, au repos, étaient légèrement baissés, des cheveux d'une magnifique teinte châtain doré, un nez un peu mince d'un modelé exquis, et une délicate petite bouche, qui laissait voir, quand elle souriait, une rangée de perles* (Evans, 1910). *»*
« Le Prince, frappé par la beauté de la comtesse, ne tarda pas à s'apercevoir également de ses nombreuses qualités d'esprit et de cœur. (...) Il renouvela connaissance avec elle dans l'automne 1852 (Evans, 1910). *(...) Devenu Empereur sur ces entrefaites, il annonça officiellement ses fiançailles le 22 janvier, dans la salle du trône des Tuileries au Sénat, au Corps législatif ainsi qu'aux hauts fonctionnaires de l'Empire* (Evans, 1910). *»*
Ce jour-là, Napoléon dit d'elle : *« Celle qui est devenue l'objet de ma préférence est d'une naissance élevée. Française par le cœur, par l'éducation, par le souvenir du sang que versa son père pour la cause de l'Empire, elle a, comme Espagnole, l'avantage de ne pas avoir en France de famille à laquelle il faille donner honneurs et dignités. Douée de toutes les qualités de l'âme, elle sera l'ornement du trône, comme, au jour du danger, elle deviendra un de ses courageux appuis. Catholique et pieuse, elle adressera, au ciel, les mêmes prières que moi*

pour le bonheur de la France ; gracieuse et bonne, elle fera revivre, dans la même position, j'en ai le ferme espoir, les vertus de l'impératrice Joséphine. Je viens donc, messieurs, dire à la France : j'ai préféré une femme que j'aime et que je respecte à une femme inconnue dont l'alliance eût eu des avantages mêlés de sacrifices. Sans témoigner de dédain pour personne, je cède à mon penchant, mais, après avoir consulté ma raison et mes convictions. Enfin, en plaçant l'indépendance, les qualités du cœur, le bonheur de famille au-dessus des préjugés dynastiques, je ne serai pas moins fort, puisque je serai plus libre. »

Le 30 janvier 1853, Napoléon III épouse Eugénie de Montijo dans la cathédrale de Notre-Dame, selon un cérémonial identique à celui de son célèbre aïeul et de sa Joséphine. Evans est bien sûr convié. La célébration est triomphale et Eugénie sera une des souveraines les plus admirées et aimées du XIXe siècle (Evans, 1910).

Quelques jours après son mariage, Eugénie envoie sa servante Pépa pour quérir Evans afin qu'il vienne aux Tuileries lui prodiguer ses soins. *« Sa Majesté désirait que je vinsse moi-même. (...) C'était une innovation que de me prier de venir la voir ; aussi, ce fut presque comme une faveur qu'elle me le demanda. Lorsque j'entrai dans sa chambre, elle m'accueillit cordialement et avec la plus grande simplicité. (...) Mon illustre et très intéressante patiente allait bien à ce moment, mais elle venait de passer par de grandes souffrances et craignait que son mal ne la reprît, et, comme elle avait des devoirs importants à remplir dans la journée, et qu'il y avait réception le soir, je restai plusieurs heures aux Tuileries, afin de tout faire pour qu'elle pût paraître à la réception. Aussi, eûmes-nous beaucoup de temps pour causer* (Evans, 1910). *(...) C'était le premier jour de son mariage qu'elle avait beaucoup souffert et l'Empereur lui témoignait la plus grande sympathie ; il était plein d'attention pour elle, montant à maintes reprises de son cabinet pour lui demander comment elle se trouvait. Comme j'allais quitter le Palais, très heureux de savoir que ma charmante patiente ne souffrait plus, l'Empereur entra de nouveau dans sa chambre, un écrin à la main ; s'approchant de l'Impératrice, il sortit de cet écrin un magnifique collier de perles, qu'il lui passa autour du cou* (Evans, 1910). *»*

Le 3 septembre 1870, la nouvelle de la capitulation de l'armée du maréchal Mac Mahon à Sedan et celle de la reddition de Napoléon III aux forces prussiennes parviennent à Paris, au début de la journée du 4. Immédiatement, la capitale est en ébullition. Quelques heures plus tard, la foule parisienne envahit le Palais-Bourbon. Après avoir décrété la déchéance de l'Empereur, un certain nombre de députés se rendent à l'Hôtel de Ville et proclament la République. Dans le même temps, des manifestants, chantant la *Marseillaise* et poussant des cris hostiles au régime, commencent à envahir les jardins des Tuileries. Les membres de son entourage, auxquels se joignent les ambassadeurs d'Italie et d'Autriche, pressent l'Impératrice de fuir, non seulement pour sauver sa vie, mais aussi *« pour emporter avec elle, l'autorité légale où qu'elle aille »*. La souveraine, à laquelle Napoléon III a conféré le titre de régente pour la durée de son absence, finit par se résigner. Sa fidèle lectrice, Mme Lebreton, décide de ne pas l'abandonner (Lamendin, 1999 & 2012). En toute discrétion, les deux femmes, sans bagage et presque sans argent, gagnent le pavillon de Flore, empruntent les galeries du musée du Louvre et arrivent enfin sur la place Saint-Germain-l'Auxerrois. Les grondements de la foule sont incessants. Par chance, un fiacre vient à passer. Les fugitives y prennent place et, après diverses péripéties, trouvent enfin asile auprès du dentiste américain de la Cour, le Dr Evans, auquel elles demandent de les aider à passer en Angleterre. Evans, dévoué à la famille impériale, les conduit, dès le lendemain matin, dans sa propre calèche jusqu'à Pacy-sur-Eure en faisant passer l'Impératrice pour une patiente de son associé et neveu, le Dr John Crane, qui conduit la calèche, puis dans une mauvaise voiture de location jusqu'à Rivière-Thibourville, un peu au-delà d'Evreux, où elles passent la nuit. Le 6 septembre, sans avoir été reconnues, l'Impératrice et sa lectrice, toujours accompagnées par le Dr Evans, prennent le train jusqu'à Lisieux et, vers trois heures de l'après-midi, arrivent enfin à Deauville où séjourne, depuis plusieurs semaines, l'épouse du dentiste. Il s'agit maintenant de trouver un bateau acceptant de les conduire en Grande-Bretagne. Le Dr Evans réussit à convaincre un Anglais, Sir John Burgoyne, de les accueillir à bord de son yacht, la *Gazelle*. Le départ a lieu dans la nuit du 6 au 7 septembre, mais, une violente tempête ralentit la marche de la frêle embarcation. Ce n'est que le 8, à l'aube, que l'on peut enfin accoster dans le petit port de Ryde, sur la côte est de l'île de Wight (Lamendin, 1999 & 2012).

***

Le 1er juin 1879, la patrouille du fils de Napoléon III tombe dans une embuscade des Zoulous. Louis-Eugène Napoléon (1856-1879) y trouve la mort, sa vieille selle l'ayant trahi. Le cadavre de Napoléon IV, ayant été percé de 17 coups de sagaies, tous reçus de face, est méconnaissable (Frèrejean, 1997). Il est retrouvé entièrement nu, les Zoulous l'ayant dépouillé. Les autorités britanniques jugent indispensable de faire appel à quelqu'un susceptible d'identifier la dépouille du jeune Prince. La description du cadavre a été faite par le Dr Scott, puis par le baron Larrey, ancien chirurgien ordinaire de l'empereur Napoléon III, fils de l'illustre chirurgien de Napoléon Ier, qui, à Chislehurst, assiste, le 11 juillet 1879, à l'ouverture du cercueil (Lamendin, 2012). Pour le procès-verbal de l'examen du corps, le Dr baron Corvisart, neveu de celui qui a été qualifié de *« médecin préféré »* par Napoléon Ier, s'est joint à Larrey. Parmi les 17 blessures, l'une, de moindre gravité, est apparente à la lèvre supérieure, du côté droit, laquelle est fendue. Cette blessure intéresse une des dents qui a éclaté. Aussitôt, il est procédé à l'examen du système dentaire. C'est Thomas W. Evans, dentiste américain de la famille impériale, qui s'en charge (Deranian, 2006). Auparavant, dans un souci de confirmation d'identification, celui-ci a présenté un schéma des dents du Prince qu'il a « aurifiées », c'est-à-dire où il a mis des plombages en or. Et, ces obturations spécifiques ont bien été retrouvées, même si d'autres dentistes sont intervenus après l'Américain (Riaud, 2007).

Références bibliographiques :

Collections of the University of Pennsylvania Archives, Philadelphie, 2005.

Deranian Martin H., « Thomas W. Evans: Pennsylvania's dentist to Europe's royalty », in *J. Hist. Dent.*, Spring 2006; 54 (1): 17-23.

Evans Thomas W., *Mémoires du Dr Thomas W. Evans*, Plon (éd.), Paris, 1910.
Frèrejean Alain, « Napoléon IV tombe sous les coups de sagaies des Zoulous », in *Historia*, 1997 ; 610 : 77.
Lamendin Henri, « L'impératrice Eugénie, des dentistes et l'Histoire… », in *Le Chirurgien-Dentiste de France*, 16/09/1999, n° 950, pp. 38-41.
Lamendin Henri, *Thomas W. Evans (1823-1897), le dentiste de Napoléon III*, L'Harmattan (éd.), Coll. « Médecine à travers les siècles », Paris, 2012.
Riaud Xavier, *L'influence des dentistes américains pendant la guerre de Sécession (1861-1865)*, L'Harmattan (éd.), Coll. « Médecine à travers les siècles », Paris, 2006.
Riaud Xavier, *Les dentistes, détectives de l'Histoire*, L'Harmattan (éd.), Coll. « Médecine à travers les siècles », Paris, 2007.
Riaud Xavier, *Les dentistes américains dans la guerre de Sécession (1861-1865)*, Coll. « Médecine à travers les siècles », L'Harmattan (éd.), 2ème édition, Paris, 2012.

Arthur Hugenschmidt (1862-1929) et l'Alsace-Lorraine

Georges Clemenceau (1841-1929), président du Conseil de 1906 à 1909 et de 1917 à 1920, surnommé « Père la Victoire » de la Grande Guerre, a pour dentiste, le Dr Arthur Hugenschmidt, qui serait le fils de Napoléon III et de la comtesse de Castiglione dont la liaison est avérée en 1856/1857, malgré une filiation déclarée à l'État civil comme étant le fils de Christophe Hugenschmidt (1826-1893), employé de la maison de l'Empereur, et d'Élisabeth Hauger (1825-1915). Lucien Daudet, Mallarmé, Gaston Doumergue et Robert de Montesquiou sont également ses patients (Lamendin, 2006).
Arthur est élevé avec le Prince impérial. A la débâcle de 1870, Napoléon III le confie à son praticien, le Dr Thomas W. Evans, qui le forme naturellement à la dentisterie.
A la mort du Prince impérial en 1879, l'impératrice Eugénie demande à rencontrer Arthur. Fascinée par sa ressemblance avec son fils, elle conserve des liens amicaux avec lui jusqu'à sa mort. Arthur, d'ailleurs, la soigne et aussi le roi Léopold de Belgique (Lamendin, 2006).
Étudiant en médecine à la Faculté de Paris et à l'université de Pennsylvanie, qui lui attribue un prix pour ses recherches en odontologie et en stomatologie, Arthur Hugenschmidt soutient sa thèse de doctorat en 1887. Continuant ses investigations à l'Institut Pasteur de 1894 à 1896, il devient aussi docteur de l'université de Pennsylvanie. Associé au Dr Evans, il reprend son cabinet en 1897 (Riaud, 2012).
En 1918, la guerre est terminée. Lors d'une consultation, alors qu'il s'apprête à enlever une dent à Clemenceau, le dentiste, d'origine alsacienne, s'enquiert du retour de l'Alsace-Lorraine dans le territoire français. En pleines négociations du Traité de Versailles, le « Tigre » se heurte aux Anglais qui considèrent que cette région est une contrée allemande et que la France n'a aucun droit dessus. Hugenschmidt se rappelle alors que

l'impératrice Eugénie, avec qui il entretient légitimement une correspondance, dispose d'une lettre du roi de Prusse Guillaume Ier, datée du 26 octobre 1870, dans laquelle ce dernier reconnaît vouloir posséder l'Alsace-Lorraine à des fins stratégiques et que cette région est avant tout, légitimement, selon lui, une propriété française. Clemenceau se laisse enlever sa dent, mais, aussitôt après, écrit une lettre à l'impératrice Eugénie. Il ordonne au dentiste de se rendre en Angleterre pour récupérer le document. Hugenschmidt s'exécute et ramène la fameuse lettre. Avec celle-ci, Clemenceau obtient gain de cause. Le Traité de Versailles est signé le 28 juin 1919 et l'Alsace-Lorraine est rendue à la France,... grâce à une dent de Clemenceau (Riaud, 2012).
Pourtant, Clemenceau hésite avant de se servir de *« cette arme offerte par une femme qu'il a exécrée »* (Lamendin, 2006).
Hungenschmidt aurait aussi été un expert dans la lutte contre les gaz de combat à la suite de leur emploi par les Allemands en 1914-18. Il aurait contribué à la mise au point de masques protecteurs. Chevalier de la Légion d'honneur par décret du 13 janvier 1909, il est, par la suite, promu officier, le 27 février 1924 (Lamendin, 2006).
Le Dr Arthur Hugenschmidt est mort à Paris, le 7 septembre 1929.

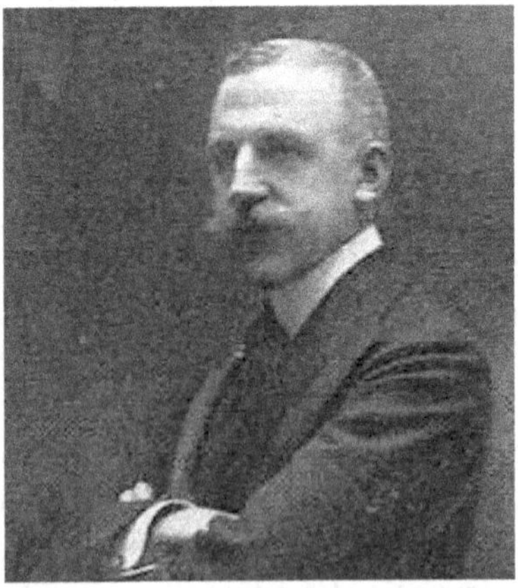

Dr Arthur Hugenschmidt (domaine public).

Références bibliographiques :
Lamendin Henri, *Praticiens de l'art dentaire du XIVe au XXe siècle*, L'Harmattan (éd.), Coll. « Médecine à travers les siècles », Paris, 2006.
Riaud Xavier, « Anecdotes dentaires présidentielles et politiques », in *Indépendentaire*, n°99, juin 2012, pp. 84-85.

Joseph (Yossef) Trumpeldor (1880-1920), dentiste et un des pères fondateurs de l'Etat d'Israël

Né à Piatigorsk en Russie, le 21 novembre 1880, il est le fils d'un militaire de l'armée russe. A ce titre, son père dispose du droit de s'installer en dehors de la zone dévolue aux Juifs. Il apprend dans une école traditionnelle juive, puis continue dans une autre élémentaire russe. Suite à une limitation du nombre des Juifs admis, il n'est pas reçu à l'école secondaire. Toutefois, très jeune, Joseph parvient à entrer dans une école dentaire et à suivre son enseignement jusqu'au diplôme. Aussitôt après, à seulement 22 ans, il entame un exercice en cabinet qui ne l'enchante guère (Ketterer, 2007). C'est pourquoi il décide de s'engager volontairement dans l'armée russe en 1902. Pendant la guerre russo-japonaise (1904-1905), assiégé à Port-Arthur, il perd son bras gauche. Sa carrière de dentiste se termine définitivement là. Après la capitulation de la ville, il est cantonné dans un camp de prisonniers de guerre pendant plusieurs mois. Puis, il est rapatrié en Russie où il reçoit quatre décorations pour ses faits d'armes. Il est le Juif le plus décoré de Russie. A la fin des hostilités, il est officier de réserve dans l'armée russe, chose normalement interdite aux Juifs (Laurens, 1999).

Rompant avec la tradition familiale, Trumpeldor décide de commencer des études de droit à l'université de Saint-Pétersbourg. En 1912, il part pour la Palestine qui est alors la propriété de l'Empire ottoman. Arrivé là-bas, il vit un moment dans un kibboutz, à Degania (Zertal, 2005).

Lorsque la Grande Guerre éclate, Joseph est expulsé vers l'Egypte où il rejoint les Juifs de Palestine qui ont été également expulsés par les Ottomans. C'est à cet instant précis qu'il envisage sérieusement, avec Vladimir Jabotinsky, autre activiste sioniste, la création d'une légion juive engagée aux côtés des

Anglais pour affronter les Ottomans, dans le but unique de libérer la Palestine qui deviendrait ainsi territoire juif. En 1915, le corps des muletiers de Sion est fondé. Depuis 2 000 ans, cette division combattante est la première exclusivement juive ayant vu le jour et qui constitue le point de départ historique des forces militaires israélienne. Cette unité se bat à la bataille de Gallipoli (19 février 1915-9 janvier 1916), également appelée bataille des Dardanelles, où Trumpeldor est blessé à l'épaule. Fin 1915, l'unité est dissoute. Joseph travaille alors activement à la mise en place d'autres organisations militaires juives au service des Anglais. Celles-ci voient le jour en 1917 et portent le nom de Légion juive (Laurens, 1999).
De retour en Russie, en 1918, il fonde le mouvement He-Haluz qui est une structure entièrement consacrée à la préparation de jeunes Juifs à s'établir en Eretz-Israël. En 1919, Trumpeldor revient en Palestine qui est, depuis la fin du conflit, sous mandat britannique (Zertal, 2005).
En 1920, Joseph est missionné par l'organisation d'autodéfense juive Hachomer pour protéger les colonies agricoles en Galilée. Au cours de son intervention, il est tué à Tel Haï, avec sept insurgés issus d'un village libanais voisin, lors d'une escarmouche contre des Arabes qui ont pénétré dans le village. Il aurait dit avant de mourir : *« C'est bon de mourir pour son pays. »* Après sa mort, le village de Tel Haï est dépeuplé et n'est habité de nouveau qu'en 1921. Un monument à la mémoire de Trumpeldor y est inauguré en 1934. Le lion de Tel Haï est resté le symbole héroïque de la résistance juive et sa mémoire est toujours fêtée chaque 1er mars, jour de sa mort, en Israël. Perçu unanimement comme authentique héros par tous les partis politiques du pays, son nom a été donné au Betar, mouvement de jeunesse de la droite sioniste, baptisé ainsi en 1923, en souvenir de Trumpeldor. En effet, ceci est l'acronyme hébraïque de *Brit Yosef Trumpledor*, ou Ligue de Joseph Trumpeldor. La ville de Kiryat Shmona, ou cité des huit, a été nommée ainsi en hommage aux huit personnes qui ont été tuées à Tel Haï, dont Trumpeldor (Segev, 1999).
Dans une lettre adressée à son frère Shmouel en 1911, il écrit ces mots quasiment prophétiques : *« Si une guerre éclate en terre d'Israël, on me désignera certainement pour commander des troupes bien que je me contenterais aisément de servir*

comme simple soldat. Nous serons là-bas à la maison et non chez des étrangers. Je suis convaincu qu'un jour viendra où, las et fatigué, je regarderai avec joie et allégresse mes champs à moi, dans mon pays à moi. Et personne ne me dira : « Va-t-en, moins que rien ! Tu es étranger sur cette terre. » Mais, si quelqu'un me parle ainsi, je défendrai, avec la force et le glaive, mes champs et mes droits. Et si je tombe au combat, je serai heureux, je saurai pour quelle cause je tombe (Segev, 1999). »

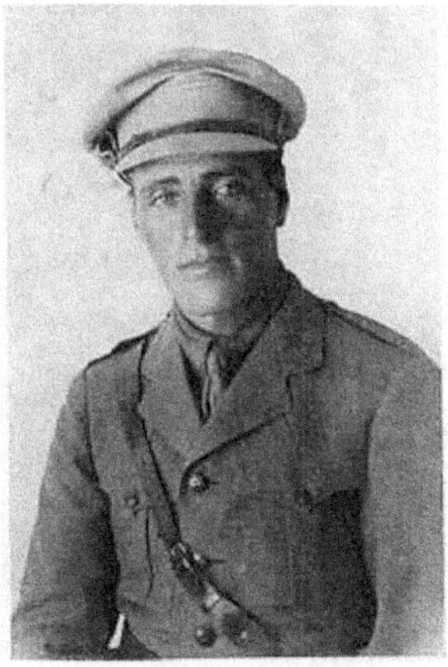

Joseph Trumpeldor (domaine public).

Références bibliographiques :

Ketterer Eliane, « Yossef Trumpeldor », in *Un écho d'Israël*, http://www.un-echo-israel.net, 2007, pp. 1-2.

Laurens Henry, *La question de Palestine*, vol.1, Fayard, Paris 1999.

Segev Tom, *One Palestine, Complete*, Metropolitan Books, 1999.

Zertal Idith, *Israel's Holocaust And The Politics Of Nationhood,* Cambridge University Press, 2005.

Maréchal Konstantin Konstantinovitch Rokossovski (1896-1968), dentiste et deux fois héros de l'Union soviétique

Konstantin Konstantinovitch Rokossovski naît le 21 décembre 1896, à Varsovie. Issu d'une vieille famille polonaise déchue de ses titres de noblesse, il est orphelin à l'âge de 14 ans et doit travailler pour subsister. Il est recueilli par la sœur de sa mère. Dans sa prime jeunesse, il est dentiste notamment (http://fr.wikipedia.org, 2010).

Il a 18 ans lorsque la Première Guerre mondiale éclate. Par conviction, il s'engage alors dans l'armée pour défendre son pays. Il ne la quitte plus. Il rejoint le 5ème régiment de dragons de Kargopol. Ses actes de bravoure le distinguant, il est décoré plusieurs fois de l'ordre de Saint-Georges. En 1917, il est nommé officier. A la fin de cette année-là, lorsque la révolte populaire éclate, ses sympathies bolcheviques le poussent à intégrer la garde rouge, puis l'Armée rouge en février 1918. En 1919, le 7 mars exactement, il rejoint le parti communiste. Sa carte porte le numéro 239. Ses connaissances techniques lui permettent d'occuper des fonctions à responsabilités pendant la guerre civile. A la tête de la 5ème brigade de cavalerie, il se bat avec acharnement sur le front de l'est. En 1921, il reçoit la plus haute distinction militaire soviétique pour ses faits d'armes, celle de l'ordre du Drapeau rouge (http://fr.wikipedia.org, 2010 ; http://www.universalis.fr, 2010).

Après la guerre civile, il obtient différents commandements en Extrême-Orient qu'il assume avec brio. Le 30 avril 1923, il se marie. En 1925, il suit les cours de perfectionnement dans l'école de cavalerie. Il devient instructeur de 1926 à 1928, dans l'armée populaire révolutionnaire mongole. En 1929, il fait un passage à l'académie Frounze. Il y apprend la notion d'opérations en profondeur et est confondu par les théories développées par Toukhatchevski. En 1930, il reçoit le commandement de la 7ème division de cavalerie de Samara. Un de ses subalternes n'est autre que Joukov. En 1936, il dirige le 5ème corps de cavalerie de Pskov (http://www.universalis.fr, 2010).

Lorsque Staline décrète l'élimination systématique de ses opposants et entreprend de purger son armée, Rokossovski est exclu du parti communiste, le 27 juin 1937. Le 22 juillet, il est démis de ses fonctions et renvoyé de l'Armée rouge. Le 17 août, il est arrêté et emprisonné pour sabotage, et espionnage au profit de son pays natal, la Pologne. Pendant près de 3 années, il reste enfermé et subit toutes sortes de sévices. Il perd 9 dents. Ses ongles sont arrachés. Il a 3 côtes brisées. A 3 reprises, ses geôliers lui font croire à sa prochaine exécution. Malgré tout, il s'accroche à la vie. Enfin, le 22 mars 1940, il est libéré grâce à l'intervention salvatrice du maréchal Chapochnikov. Il est blanchi de fait et peut rejoindre l'Armée rouge où il retrouve ses grades, et fonctions. Le 4 juin 1940, il est promu au grade de major général. En novembre, il commande à un corps d'armée, la IXe blindée (http://fr.wikipedia.org, 2010 ; http://www.universalis.fr, 2010).

En 1941, Rokossovski est présent, avec ses chars, lors de l'affrontement de Lutsk-Dubno-Brody, pour retenir l'avancée de von Runstedt en Ukraine. Il prend la tête de la 4ème armée et parvient avec ses blindés à évacuer une partie des troupes soviétiques lors de la bataille de Smolensk. En septembre, il dirige la 16ème armée. Il le fait jusqu'en juillet 1942. Impliqué dans la défense de la capitale moscovite, tout comme à Dubno, il n'hésite pas, à juste titre, à s'opposer aux directives de Joukov, son supérieur hiérarchique. Pour cela, la médaille de l'ordre de Lénine lui est décernée (Krieg, 1994 ; Boyle, 1999 ; Bertin, 2004 ; http://fr.wikipedia.org, 2010).

Le 8 mars 1942, Rokossovski est grièvement blessé au cours des combats. Il séjourne à l'hôpital pendant de longs mois. Lorsqu'il retrouve son unité combattante, il est devenu lieutenant général. En juillet 1942, il dirige les opérations sur le front de Briansk. L'avancée des Allemands est si fulgurante qu'il limite les dégâts autant qu'il peut. Lorsque l'opération Uranus est décidée, il en commande l'aile nord. Alors que la VIe armée allemande est encerclée à Stalingrad par les troupes soviétiques, c'est encore lui qui reçoit, des mains du maréchal Paulus, la capitulation des soldats allemands, le 31 janvier 1943 (Krieg, 1994 ; Boyle, 1999 ; Beevor, 1999 ; Bertin, 2004 ; http://fr.wikipedia.org, 2010).

Le 28 avril 1943, il est élevé au rang de général d'armée. Avec ses hommes, il combat les nazis à Koursk, du 5 juillet au 23 août 1943. Son dispositif défensif est si performant que les blindés allemands sont stoppés rapidement. Sa riposte vers Orel est d'une violence extrême. Les Allemands sont débordés. En octobre 1943, il devient chef des armées présentes sur le front de Biélorussie. L'opération Bagration du 22 juin au 19 août 1944 voit le jour sous son impulsion, en parfaite association et coordination avec Joukov, et Vassilievski (Krieg, 1994 ; Boyle, 1999 ; Bertin, 2004 ; http://fr.wikipedia.org, 2010).

Le 29 juin 1944, Konstantin Konstantinovitch Rokossovski devient maréchal de l'Union soviétique. Le 30 juin, il reçoit sa première étoile de héros de l'Union soviétique, distinction suprême. Il reçoit la seconde, le 1er juin 1945 (Krieg, 1994 ; Boyle, 1999 ; Bertin, 2004 ; http://fr.wikipedia.org, 2010).

De novembre 1944 à juin 1945, il est omniprésent en Prusse orientale et en Poméranie. Il entre dans la capitale allemande par le nord et fait la jonction avec les forces alliées dirigées par Montgomery, à la fin du mois d'avril (Krieg, 1994 ; Boyle, 1999 ; Bertin, 2004 ; http://fr.wikipedia.org, 2010).

Le 24 juin 1945, Staline lui demande de diriger la parade de la victoire sur la place Rouge (Krieg, 1994 ; Boyle, 1999 ; Bertin, 2004).

En remerciements pour les services rendus, Staline le promeut commandant en chef des armées soviétiques en Pologne. En 1949, il est ministre de la Défense et vice-président du Conseil des ministres. En 1956, les manifestations populaires le conduisent à quitter ses fonctions et à regagner l'Union soviétique en 1957, où il retrouve ses prérogatives de vice-ministre de la Défense, et de commandant du district militaire de Transcaucasie. En 1962, il prend sa retraite. Il décède le 3 août 1968. Son urne funéraire a été scellée dans le mur du Kremlin (http://fr.wikipedia.org, 2010).

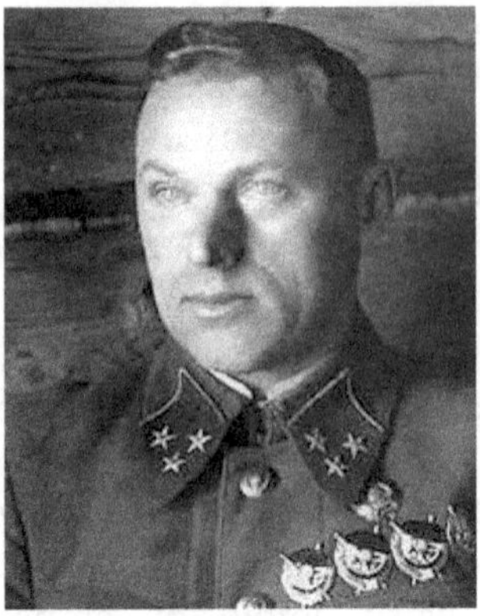

Maréchal Konstantin Konstantinovitch Rokossovski (domaine public).

Références bibliographiques :

Beevor Antony, *Stalingrad*, Le Fallois (éd.), Paris, 1999.

Bertin C., *La Seconde Guerre mondiale*, Famot (éd.), Genève, 2004.

Boyle D., *La Seconde Guerre mondiale*, Gründ (éd.), Paris, 1999.

http://fr.wikipedia.org, *Constantin Rokossovski*, 2010, pp.1-4.

http://www.universalis.fr, *Rokossovski, Konstantin Konstantinovitch (1896-1968)*, 2010, pp.1-2.

Krieg E., *La Seconde Guerre mondiale*, Crémille (éd.), Genève, 1994.

Sir Bernard Cyril Freyberg (1889-1963), le dentiste bombardier de Monte Cassino

Bernard Cyril Freyberg naît à Londres, le 21 mars 1889. A l'âge de deux ans, il émigre avec sa famille en Nouvelle-Zélande. Freyberg fait sa scolarité au Wellington College de 1897 à 1904, où ses prouesses sportives sont vite remarquées. Il excelle à la natation. Il gagne le titre de champion junior de Nouvelle-Zélande et, cinq ans plus tard, le titre senior (Freyberg, 1991).
A sa sortie d'école, il apprend la dentisterie et fait son apprentissage avec J. S. Fairchild de Wellington. Il est inscrit au Registre des dentistes de Nouvelle-Zélande, le 22 mai 1911. Il rejoint A. L. Yule, dentiste à Morrinsville, en tant qu'assistant. Il exerce plus tard à Hamilton.
Le 18 janvier 1912, il est promu lieutenant dans le 6ème régiment territorial Hauraki qu'il quitte un mois plus tard, lorsqu'il accepte un poste de dentiste à Levin où il décide de rester. En 1914 pourtant, il part pour San Francisco (Foster, 1966).
Au début de la Guerre 14-18, il gagne l'Angleterre et s'engage dans l'armée britannique. Il rejoint le 7ème bataillon Hood de la brigade royale de marine. Dès septembre 1914, il est sur le front belge. En avril 1915, la brigade est envoyée dans les Dardanelles. Là, dans la nuit du 24 avril 1915, Freyberg se porte volontaire pour traverser le Golfe de Saros à la nage, ce qui détourne ainsi l'attention des Turcs, par son arrivée sur le continent, du vrai débarquement des troupes alliées à Gallipoli. Bien qu'il ait subi un feu très nourri, il s'en sort indemne et son exploit lui vaut d'obtenir sa première D. S. O. (Distinguished Service Order : décoration militaire du Royaume-Uni) (Barber & Tonkin-Covell, 1989).
Après la campagne de Gallipoli, Freyberg est envoyé en France. Le 3 novembre 1916, alors qu'il commande le 7ème bataillon Hood, il se distingue tellement dans la prise du village de

Beaucourt-sur-Ancre, dans les derniers moments de la bataille de la Somme, qu'il reçoit la Victoria Cross *« pour sa bravoure exceptionnelle. »*
Après que les hommes de Freyberg aient attaqué une première fois sans succès les tranchées ennemies, il rallie ses hommes et d'autres, et lance une seconde offensive qui, cette fois, est un succès. Il est blessé deux fois pendant l'assaut, mais reste à la tête de ses hommes qu'il mène au combat deux jours durant dans cet état. A la fin du deuxième jour, blessé deux fois encore, dont une grièvement, il refuse de quitter le front tant qu'il n'a pas reçu des instructions en ce sens (Freyberg, 1991).
Le texte de la citation est le suivant : *« La personnalité, la bravoure et le mépris du danger de la part de ce seul officier ont permis aux troupes d'atteindre la position la plus avancée sur l'objectif envisagé et, grâce à ce point d'appui, de former la ligne de front. »*
Pendant son service en France, Freyberg reçoit neuf blessures. Il ne cesse d'être montré en exemple. A la fin de la guerre, il est nommé brigadier temporaire et prend le commandement de la 58ème division, en avril 1917, ce qui fait de lui le plus jeune général de l'armée anglaise. Il est fait compagnon de l'ordre de Saint-Georges et de Saint-Michel. A la fin de la guerre, il est très grièvement blessé aux pieds par un éclat d'obus. En janvier 1918, il dirige la 29ème division et brille lors de l'offensive allemande de mars-avril 1918 où il reçoit une barre à sa D. S. O. en hommage à son action. Il en recevra trois.
A Lessines, il prend un pont à la tête d'un escadron, seulement quelques minutes avant que l'armistice soit effectif. Déjà nommé six fois à l'ordre de l'armée, il gagne sa deuxième D. S. O. (Barber & Tonkin-Covell, 1989).
De 1921 à 1925, il est officier au quartier général de la 44ème division, mais ses nombreuses blessures rendent sa santé fragile. En 1929, Freyberg est nommé à la tête du premier bataillon du régiment de Manchester. En 1934, il est major général à l'âge de 45 ans seulement.
Alors qu'il est pressenti pour de hautes fonctions, des problèmes cardiaques l'obligent à se retirer. Il est déclaré inapte au service en 1937 (Foster, 1966).
En 1939, il se rapproche du gouvernement néo-zélandais et lui offre ses services. Il reçoit le commandement de la 2ème force

expéditionnaire néo-zélandaise et de la toute nouvelle 2ème division. Pendant la retraite en Grèce, en 1941, il dirige les forces alliées pendant la bataille de Crête et organise leur repli. Promu lieutenant général et grand chevalier de l'ordre de l'Empire britannique, il continue de commander ses hommes de la 2ème division néo-zélandaise en Afrique du nord et en Italie. Il ne s'entend pas avec le général Auchinleck dont il refuse et discute certains ordres qui ne vont pas dans le sens, d'après lui, des intérêts néo-zélandais. Par contre, il s'entend très bien avec le général Montgomery qui tient grand cas de l'expérience de Freyberg. Ainsi, pendant la bataille d'El Alamein en octobre-novembre 1942, les troupes néo-zélandaises jouent un rôle primordial dans la victoire alliée (Freyberg, 1991).

En 1944, il est présent dans le haut commandement allié lors de la bataille de Monte Cassino en Italie. C'est d'ailleurs lui qui en ordonne le bombardement. La même année, il est blessé gravement dans un accident d'avion. Après six semaines de convalescence, il revient à la tête de ses hommes dans les derniers moments de la guerre. Alors que ces derniers atteignent Trieste, le règlement de tensions avec les partisans yougoslaves lui vaut d'obtenir la troisième barre à sa D. S. O. Il quitte son régiment le 22 novembre 1945 (Foster, 1966).

Il devient gouverneur général de Nouvelle-Zélande, le 17 juin 1946, poste qu'il garde jusqu'au 15 août 1952. La couronne anoblit Freyberg en 1951 et fait de lui, le baron Freyberg de Wellington, de Nouvelle-Zélande et de Munstead, dans le comté de Surrey. A la fin de ses fonctions, Freyberg rejoint l'Angleterre. Dès son retour, il siège à la Chambre des Lords. Le 1er mars 1953, il devient député et lieutenant-gouverneur au Château de Windsor.
En 1955, la Freyberg High School ouvre ses portes à Palmeston North en Nouvelle-Zélande.
Il meurt à Windsor, le 4 juillet 1963 (Freyberg, 1991).
En tant que soldat, Freyberg est devenu une légende de son vivant. Ses hommes le trouvent formidable et lui sont dévoués, pas seulement parce qu'il partage leurs dangers et leur inconfort, mais aussi parce qu'il est toujours soucieux de leur bien-être. Il est rencontré au milieu des batailles partout où ses

hommes sont engagés et son apparente indifférence au danger a fait dire à Churchill qu'il est telle une *« salamandre »*, droit au milieu des balles qui sifflent autour de lui (Barber & Tonkin-Covell, 1989).

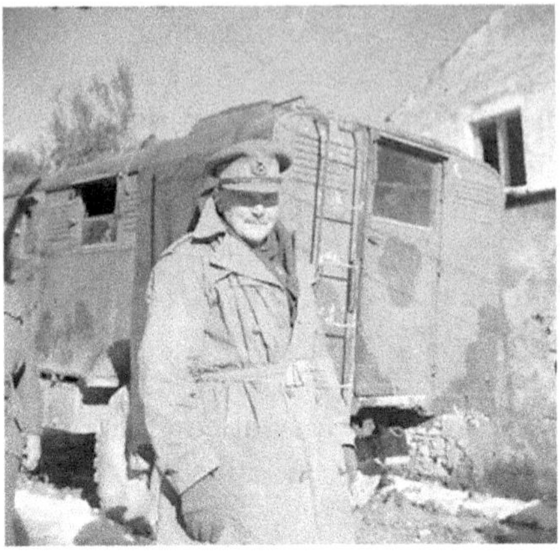

Sir Bernard Cyril Freyberg (1889-1963) à Cassino, en Italie, le 3 janvier 1944 (domaine public).

Référence bibliographiques :

Barber L. & Tonkin-Covell J., *Freyberg: Churchill's Salamander*, Century Hutchinson (ed.), Auckland, 1989.

Foster Bernard John, *Freyberg, First Baron, Sir Bernard Cyril Freyberg*, Encyclopediae, Wellington, 1966.

Freyberg Paul, *Bernard Freyberg, V. C.: soldier of two nations*, Hodder & Stoughton (ed.), Londres, 1991.

Gelbier Stanley, communication personnelle, Londres, UK, 2008.

Le Dr Reidar F. Sognnaes (1911-1984), le dentiste qui a identifié le corps d'Adolf Hitler

Hitler a de très mauvaises dents et une mauvaise haleine (Stephenson, 2003). Avant la guerre, il demande à Blaschke, son dentiste, d'immobiliser ses dents avec un bridge. Il souhaite que ce bridge soit en place pour de nombreuses années. Blaschke réalise dès lors un bridge métallique massif assez inhabituel et facile à reconnaître. Le 30 avril 1945, Hitler se suicide. Son corps est brûlé dans un cratère de bombe, dans le jardin de la Chancellerie, près d'un hôpital, au milieu d'autres corps qui sont enterrés par la suite.

Jusqu'en 1954, malgré l'enquête de l'officier britannique Trevor-Roper, bien que sollicités par voie diplomatique, les Russes ne répondent à aucune question sur le sujet. Ce n'est que, cette année-là, à la sortie de prison de Fritz Echtmann, le prothésiste dentaire de Blaschke - il a été interné en Russie pendant neuf années -, que le monde entier connaît le devenir exact du Führer et de sa femme (Lamendin, 2002). Le 15 octobre, Echtmann déclare qu'il a été arrêté par les services secrets russes, le 9 mai 1945, à sa maison de Berlin. La même année, libérée à son tour de prison, de retour de Russie, l'assistante de Blaschke, Käthe Heusermann, atteste avoir été également arrêtée le 9 mai 1945 (Schulz, 1989).
Le corps du Führer n'est retrouvé que le 3 mai 1945, par des agents du Smersh, organisme de renseignements de l'Armée rouge. Le 8 mai, il est emmené dans un hôpital de la banlieue berlinoise pour y être autopsié. Le 9 mai, les prothèses dentaires trouvées sur le cadavre sont présentées à l'assistante du dentiste personnel d'Hitler et au mécanicien dentaire qui les a confectionnées (Lamendin, 2002). Echtmann se rappelle que les Soviétiques lui ont montré une mâchoire inférieure incinérée

avec deux bridges en or et un autre séparé en neuf pièces, toujours en or, issu du maxillaire (Keiser-Nielsen, 1992). Sans conteste possible, il reconnaît son travail pour Hitler. Un bridge aurifié de quatre éléments lui est placé sous les yeux, semblable en tous points à celui de la mandibule que portait Eva Braun. En prison, il soumet un rapport supplémentaire de neuf pages sur le sujet.
Dans le même temps, l'assistante identifie les divers éléments de prothèses dentaires qui lui sont montrés.
Tous deux se souviennent parfaitement de la boîte rouge où étaient entreposés les restes d'Hitler et de la grande interprète blonde qui a permis le dialogue avec les Russes.
Ces deux déclarations sont publiées et, malgré tout, le doute subsiste. La nécessité d'un rapport officiel, sans faille et aboutissant à une conclusion incontestable, et irréfutable, s'est très vite imposée d'elle-même.

En 1965, l'interprète blonde, dont parlent Echtmann et Heusermann, Yelena Rzevskaya, publie un rapport intitulé « Berlin mai 1945 » dans une revue soviétique. Ce travail est publié sous la forme d'un livre et traduit dans de nombreuses langues, en 1967. Cet ouvrage raconte comment les Russes ont découvert treize corps calcinés dans les jardins de la Chancellerie, comment, dans les jours qui ont suivi, ils ont été autopsiés par une commission de cinq spécialistes sous la direction du lieutenant-colonel Faust Schkarawski à l'hôpital de champ russe n° 496 de Berlin-Buch.
Dans l'après-midi du 8 mai, la commission remet une boîte rouge au Smersh. Celle-ci contient des os de la mâchoire et les bridges en or des corps n° 12 et 13, suspectés d'être ceux d'Hitler et d'Eva Braun. Cette boîte est remise à l'interprète.
Le jour suivant, le Smersh part à la recherche d'Hugo Blaschke, de son prothésiste dentaire et de l'assistante. A sa clinique de Kurfürstendamm, ils apprennent que le dentiste a quitté Berlin, le 19 avril, sur les ordres du Führer, pour Berchtesgaden. Ils parviennent tout de même à interpeller les deux autres.
Des informations sont demandées à ces derniers sur le contenu de la boîte rouge mise devant eux. Tout ce qu'ils disent est aussitôt enregistré avant même qu'ils aient seulement examiné les restes humains.

Le 10 mai, le Smersh envoie son rapport à Moscou. Il conclut à l'identification certaine des restes des deux derniers corps, comme étant ceux d'Eva Braun et d'Hitler (Keiser-Nielsen, 1992). La boîte rouge et son contenu regagnent la capitale bolchevique de la même manière.

En 1966, Lew Besymenski, journaliste russe et attaché culturel de son pays en Allemagne de l'Ouest, publie un livre intitulé *« Der Tod des Adolf Hitler (La mort d'Adolf Hitler) »* qui est lui aussi traduit en plusieurs langues, dont le français, en 1969, aux Editions Plon. Dans cet ouvrage, apparaissent les mots du colonel Gorbushin, le directeur des services secrets russes et ceux du colonel Schkarawski, ainsi que ceux d'autres membres de la commission chargée de l'autopsie des corps. Y figurent également les retranscriptions complètes des séances d'autopsies des treize corps considérés. Enfin, les photographies des bridges désolidarisés y sont présentes. Pour la première fois, les experts dentaires de toutes nationalités peuvent constater sur la base de quels éléments post-mortem l'identification d'Hitler a été effectuée. Seul ennui, c'est que le livre de Besymenski n'offre aucune perspective de comparaison avec des éléments ante-mortem. En effet, aucun élément du dossier dentaire du dictateur n'est seulement cité, pas plus que des reproductions de radiographies. Par conséquent, aucune vérification des résultats obtenus n'est rendue possible.

En 1971, le Dr Ferdinand Strøm d'Oslo se tourne vers le Dr Reidar Sognnaes, ancien doyen de l'Ecole dentaire de UCLA. Strøm rappelle à Sognnaes que les Américains ont capturé Blaschke à Berchtesgaden vers novembre 1945. Un rapport d'interrogatoire existe donc dans les archives militaires de Washington. Au vu du statut du Pr Sognnaes, peut-être ce dernier pourra-t-il accéder à de tels renseignements ?
Aussitôt, l'éminent praticien se rend dans la capitale et est autorisé à faire des recherches dans les archives nationales. Très vite, il retrouve le dossier des services secrets américains sur l'interrogatoire de Blaschke qui a été conduit en novembre-décembre 1945. Sans ses dossiers, ni ses radiographies, le nazi se remémore les dents d'Hitler, d'Eva Braun et de Bormann.

Après comparaison avec les photographies de Besymenski, des points communs sont évidents, mais aussi des différences.
Après investigations, Sognnaes retrouve cinq radiographies de la tête d'Hitler, trois en date du 19 septembre 1944 et deux du 21 octobre 1944. Cette série de clichés a été faite parce que le despote se plaignait de problèmes de sinus. Ces images donnent plus de détails quant aux travaux dentaires réalisés dans sa bouche et ne laissent plus de place au doute. Le professeur venait de trouver des documents objectifs identifiant indiscutablement Adolf Hitler (Keiser-Nielsen, 1992).

Lors du 6ème meeting de l'Association internationale de la médecine légale à Edimbourg, Sognnaes (associé à Strøm) confirme définitivement l'identification d'Hitler, à partir de ses dents, à un panel d'experts internationaux. Les deux hommes publient leurs résultats dans l'article suivant :
Sognnaes R. F. & Ström F., « The odontological identification of Adolf Hitler. Definitive documentation by X-Rays, interrogation and autopsy findings », in *Acta Odontologica Scandinavica*, Feb. 1973; 31 (1): 43-69.

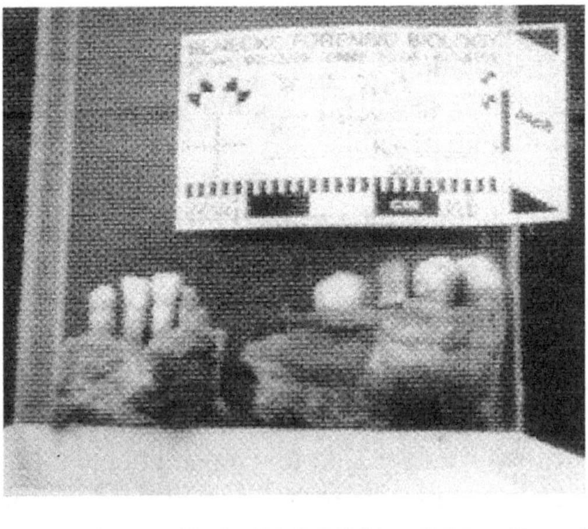

Fragment de mandibule d'Adolf Hitler, © Marc Benecke.

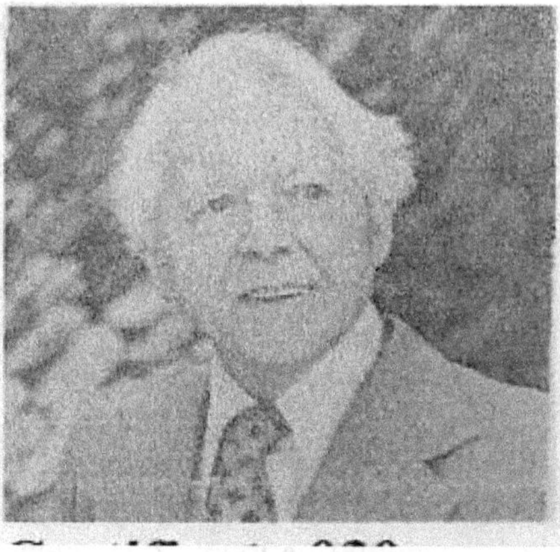

Dr Reidar F. Sognnaes (Sognnaes, 2006).

Reidar est né à Bergen, en Norvège, le 6 novembre 1911. Il découvre l'art dentaire à l'université d'Oslo, avant de venir aux Etats-Unis en 1938, en tant qu'interne à l'Infirmerie dentaire Forsyth pour les enfants de Boston.

Il poursuit son apprentissage à l'Ecole de Rochester de médecine et de dentisterie de New York où il obtient une maîtrise de sciences en physiologie et un doctorat universitaire en pathologie en 1941.

Pendant la Seconde Guerre mondiale, il sert comme capitaine dans l'armée de l'air norvégienne.

Après le conflit, il accepte un poste d'enseignant à l'université d'Harvard. Sognnaes s'occupe alors du service de pathologie orale et prend la fonction de doyen de l'Ecole dentaire de Harvard de 1952 à 1960 (American Board of Forensic Odontology, 2006).

En 1960, il arrive à UCLA (**U**niversité de **C**alifornie, **L**os **A**ngeles) pour y fonder une école dentaire. Il y parvient cette année-là. Il en est le doyen jusqu'à ce qu'il se retire en 1968.

Toutefois, Sognnaes y poursuit ses recherches en tant que professeur d'anatomie et de biologie orale. Il acquiert une renommée internationale dans le secteur de l'identification en odontologie médico-légale.

Il fait figure d'érudit. Il est probablement plus connu pour ses observations relatives aux appareils dentaires de Georges Washington. Le Dr Sognnaes a en effet démontré que le

premier président américain ne portait pas d'appareils avec des dents en bois.
Il est aussi crédité de l'identification des restes d'Adolf Hitler et de son comparse, Martin Bormann, à partir également des archives recueillies par les Alliés.
Très tôt, cet éminent chercheur a focalisé sur les pathologies des tissus durs et sur les calcifications dans les systèmes biologiques. Ses recherches l'ont fait entrer dans un cercle très restreint de spécialistes mondiaux. Il a publié plus de 300 articles dans sa vie. Il a été le premier dentiste à être élu membre de l'Académie des arts et des sciences. Sognnaes est le premier dentiste également à être devenu membre de l'Institut de médecine de l'Académie nationale des sciences (American Board of Forensic Odontology, 2006). Il a été membre d'honneur de nombreuses sociétés scientifiques internationales et a été notamment le président de l'Institut international pour la recherche dentaire, de l'Institut américain de biologie orale et de la Société internationale d'identification en odontologie médico-légale. En homme perpétuellement occupé, Reidar a poursuivi son travail jusqu'à ce qu'une crise cardiaque l'emporte le 21 septembre 1984.
Il a concrétisé son rêve d'une école dentaire à UCLA, interlocutrice de premier ordre au sein du Centre des sciences de la santé de UCLA (American Board of Forensic Odontology, 2006).

Références bibliographiques:
American Board of Forensic Odontology, *Diplomates Reference Manual*, 2006, p. 273.
Benecke Mark, « Hitler's skull and teeth », in *www.benecke.com*, 2003, pp. 1-3.
Benecke Mark, « Mein dentures: the hunt of Hitler's teeth », in *Bizarre Magazine*, October 2003; 78: 51-53.
Keiser-Nielsen Søren, *Teeth that told*, University Press, Odense, 1992.
Lamendin Henri, *Anecdodontes*, Aventis (éd.), 2002.
Riaud Xavier, *Les dentistes, détectives de l'Histoire*, L'Harmattan (éd.), Coll. « Médecine à travers les siècles », Paris, 2007.

Schulz Wilhelm, *Zur Organisation und Durchführung der zahnmedizinischen Versorgung durch die Waffen-SS in den Konzentrationslagern während der Zeit des Nationalsozialismus*, Bonn, 1989, Dissertation.
Sognnaes Reidun, communication personnelle, Half Moon Bay, CA, USA, 2006.
Stephenson David, « Discovering the truth, the whole tooth about Hitler's death », in *Daily Express*, Londres, 29 juin 2003, pp. 54-55.

Sognnaes, le dentiste qui a identifié le corps de Martin Bormann, le bras droit d'Hitler

Martin Bormann naît en 1900 (http://fr.wikipedia.org, 2013). Il est condamné pour complicité de meurtre en 1924. Un an plus tard, il rejoint la NSDAP (**N**ational**s**ozialistische **D**eutsche **A**rbeiter**p**artei: Parti ouvrier allemand national-socialiste) en Thuringe. En 1933, il est Reichsleiter de la NSDAP. De 1933 à 1941, il est le secrétaire personnel de Rudolf Hess. Après l'envol de ce dernier pour l'Angleterre, Bormann prend ses fonctions et sait très vite se rendre indispensable auprès d'Hitler. Il en devient le conseiller personnel, l'équivalent de son bras droit. Tout passe par lui. Il est incontournable. Il intrigue et contrôle absolument tout pour ne livrer que des vérités servant ses intérêts.

Il est condamné à mort par contumace au procès des dirigeants nazis de Nuremberg.

Bormann est un des derniers à quitter le bunker du Führer (Keiser-Nielsen, 1992). Il s'en va peu de temps après minuit, le 2 mai. Il a, dans sa poche, le testament d'Hitler qu'il souhaite amener à l'amiral Dönitz, légitimant ainsi sa prise de pouvoir à la tête de l'Etat. Dans son groupe, figurent également Arthur Axmann, leader des Jeunesses hitlériennes, et le docteur Ludwig Stumpfegger, un des médecins d'Hitler. Arrivés à la station de Friedrichstrasse, ils se dissimulent pour enlever leurs distinctions, sauf Bormann qui conserve son blouson en cuir noir. A la station Lerther, le groupe se sépare en deux. Bormann et Stumpfegger partent vers l'est, sur la Invalidenstrasse, vers la station Stettiner. Les autres vont dans l'autre sens. Après avoir croisé une patrouille russe, Axmann, qui appartient au groupe de l'ouest, décide de rebrousser chemin et de rejoindre celui de l'est. Il rattrape les deux hommes très vite. De l'autre côté de la

station Lerther, près d'un pont de chemin de fer, il les trouve étendus sur le dos. Morts. Sans marque visible de blessure.
Pendant plusieurs années, Axmann a été le seul témoin de la mort de ses deux comparses (Keiser-Nielsen, 1992). Son témoignage n'a jamais été accepté comme une preuve. Bormann est donc jugé et condamné à mort par contumace au procès de Nuremberg. De là, une polémique forte voit le jour. Bormann ne serait pas mort, mais vivant en Amérique du Sud.
En 1972, Reidar Sognnaes décide d'établir une fiche descriptive reprenant les détails importants concernant les soins dentaires de Bormann. Grâce aux archives de guerre américaines, Sognnaes a déjà obtenu une copie du rapport des services secrets sur l'interrogatoire du dentiste d'Hitler datant de novembre-décembre 1945. Blaschke n'a en effet pas été le dentiste seulement d'Hitler, mais aussi de nombreuses personnalités du Parti nazi. Ce praticien SS a été interrogé sur la dentition de Bormann dont il a donné une description de mémoire. De ces données textuelles, Sognnaes tire un diagramme dans un rapport qu'il remet personnellement le 7 décembre 1972, au bureau éditorial du *Journal de l'Association dentaire américaine*. L'article ne sera publié qu'en février 1973.
Le 7 décembre 1972, des ouvriers creusent une tranchée pour une canalisation d'eau près de la station Lerther et retrouvent deux corps, un grand et un petit. Les coïncidences avec le lieu présumé du décès des deux protagonistes sont grandes. Une recherche de données ante-mortem est aussitôt engagée.
Après examen, Fritz Echtmann, le prothésiste de Blaschke, reconnaît un bridge en trois parties qu'il a lui-même fabriqué pour Bormann en 1942. Dans le même temps, la fiche de soins dentaires de Stumpfegger est retrouvée (Keiser-Nielsen, 1992). Toutes les annotations y apparaissant concordent avec la dentition du plus grand. Les détails écrits par plusieurs dentistes différents longtemps avant sa mort établissent avec certitude son identité. La dépouille du médecin est donc remise à sa famille qui l'enterre.
Mais, pour Bormann, il semble n'exister aucune archive (Kirchhoff Wolfgang, 1987). Toutefois, la description de Blaschke et celle d'Echtmann ne laissent aucun doute quant au nom du plus petit des corps. Mais, elles ne constituent pas des preuves légales. Le compte-rendu de l'examen des deux corps

ainsi que des photographies sont publiés dans le *Stern* du 31 décembre 1972.
A sa lecture, Sognnaes, qui réside à Los Angeles, ne masque pas sa surprise. Il part pour l'Allemagne, d'août à septembre 1973. Après diverses investigations auprès de rescapés, il est autorisé à examiner le crâne qui a été placé sous scellés au tribunal fédéral de Munich. Il prend des photographies, des radiographies et des empreintes de la mâchoire supérieure, et de celle inférieure. De retour chez lui, il réalise des moulages. Il observe que le bridge en trois parties présente des petites incisions qui coïncident parfaitement avec des marques faites sur les dents inférieures de devant. La comparaison entre les éléments post-mortem et ceux fournis par Blaschke lui permette d'aboutir à la conclusion qu'il s'agit bien du crâne du n°2 nazi.
Les détails les plus flagrants ont été décrits dans le *Journal de l'Association dentaire californienne* de décembre 1974. Quels sont-ils ?
L'incisive supérieure droite est absente. Elle a été remplacée par un bridge en or s'étendant de l'incisive latérale droite à l'incisive centrale gauche. Des facettes en porcelaine ont été façonnées. Blaschke a décrit cette construction qui a été reconnue par Echtmann, son concepteur.
La troisième molaire inférieure droite n'est qu'à moitié sortie et présente une grosse carie. Un pansement en ciment y a été mis lors d'une des dernières consultations du défunt, en 1945. La pulpe est exposée. Le dentiste en a commencé le traitement canalaire. Le produit désinfectant placé sous le ciment dégage une odeur très forte. Sognnaes l'a sentie 28 ans après et en a retrouvé toutes les caractéristiques (Keiser-Nielsen, 1992).
La première molaire inférieure droite manque. Un bridge en or la remplace de la seconde prémolaire à la seconde molaire. Blaschke a décrit encore une fois cette construction.
Après publication de l'article de Sognnaes, la mort de Bormann, le 2 mai 1945, à Berlin, ne fait plus aucun doute.
Le 4 avril 1973, le procureur de Francfort reconnaît officiellement la mort de Bormann, sur la base du travail de Sognnaes (http://www.rotten.com, sans date).
Une analyse ADN est tout de même effectuée en 1999 qui ne fait que confirmer les conclusions de 1973 (http://fr.wikipedia.org, 2013).

Une dernière constatation est faite parmi les dents des deux crânes. Des éclats de verre y ont été découverts. Il est donc presque certain que les deux hommes ne sont pas morts d'une balle dans le dos, comme il a été pensé pendant longtemps, mais plutôt qu'ils ont décidé de se donner la mort en croquant une capsule de cyanure (http://fr.wikipedia.org, 2013).

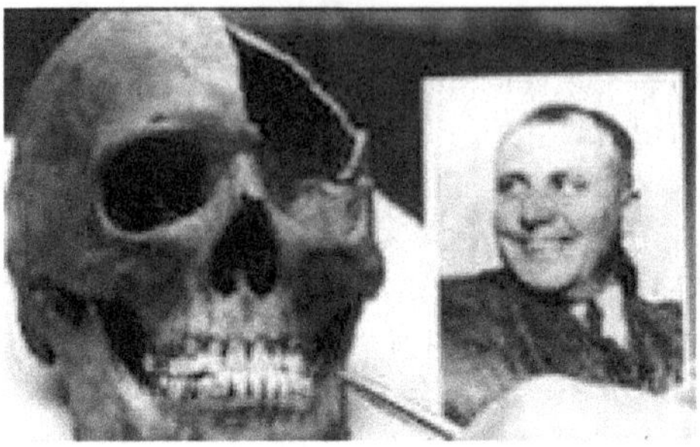

Le crâne de Martin Bormann.

<u>Références bibliographiques</u> :

http://fr.wikipedia.org, *Martin Bormann*, 2013, pp. 1-3.
http://www.rotten.com, *Martin Bormann*, sans date, p. 1.
Keiser-Nielsen Søren, *Teeth that told*, University Press, Odense, 1992.
Kirchhoff Wolfgang (Hrsg), *Zahnmedizin und Faschismus*, Verlag Arbeiterbewegung und Gesellschaftswissenschaft, Marburg, 1987.

Conclusion

Une conclusion impose souvent une vision plus globale, plus générale sur un sujet donné, voire un peu morale, ceci évidemment après quelques rappels circonstanciés d'usage.
Ce qui m'a frappé tout au long de mon parcours d'historien, ce sont les monopoles qui sont omniprésents dans le monde de la recherche historique, qui détruisent plus qu'ils ne construisent l'avenir et qui rendent très difficile la moindre progression. Les exemples sont évidemment légion, mais, ici, inutiles.
A la lecture de ce livre, des détracteurs diront sûrement : *« Des dentistes qui changent la face du monde ? Et pourquoi pas un dentiste astronaute sur la lune ou encore pape ? »* Un livre de monopole justement… Des dentistes qui trustent l'histoire, alors qu'un dentiste - c'est bien connu - n'est qu'un vulgaire arracheur de dents…
Après réflexions, je me suis demandé comment conclure ce livre en apportant de l'eau au moulin de ma démonstration et surtout en faisant preuve d'originalité.
Dans ce but, j'ai fait une recherche sommaire sur Internet et je suis tombé sur trois citations de trois hommes célèbres qui ont laissé leur nom à la postérité pour des raisons très différentes. Deux d'entre eux (Céline et Carrel) ont laissé une œuvre remarquable derrière eux, mais ont été très décriés pour leur comportement collaborationniste pendant la Seconde Guerre mondiale. Toujours est-il que ces trois citations justifient, étoffent et illustrent pleinement le propos tenu dans les quelques pages qui se terminent ici.

« L'histoire, c'est la rencontre d'une volonté et d'un événement. »

Charles de Gaulle (1890-1970)
Premier président de la Ve République (1959-1969)

« Chaque homme est une histoire qui n'est identique à aucune autre. »

Alexis Carrel (1873-1944)

Prix Nobel de physiologie ou de médecine (1912)

« Tout ce qui est intéressant se passe dans l'ombre, décidément. On ne sait rien de la véritable histoire des hommes. »

Louis-Ferdinand Céline (1894-1961)

Médecin, écrivain, un des plus grands novateurs de la littérature française du XXe siècle et un des plus traduits dans le monde.

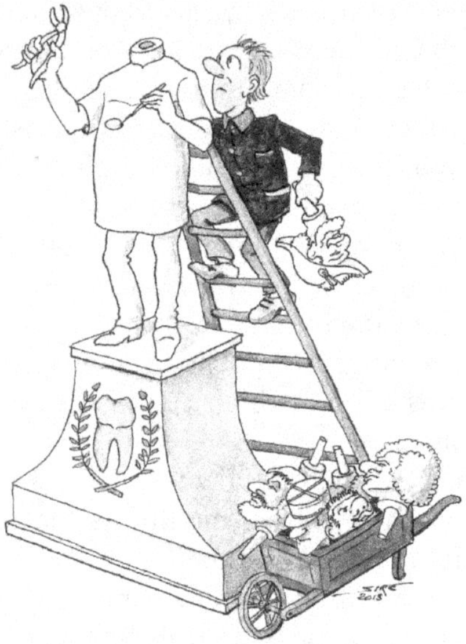

Des dentistes qui ont fait l'Histoire (2), © Dr Robert Sire[3].

---

[3] Cf. Sire Robert, communication personnelle, Orléans, 2013. Première proposition de couverture de ce livre.

Remerciements

Je tiens à remercier le Dr Michel Jourde, président actuel de l'Académie nationale de chirurgie dentaire, pour avoir accepté de préfacer ce livre. C'est un grand honneur qu'il me fait et je lui en suis très reconnaissant. Un grand merci aussi à mon ami indéfectible, le Dr Henri Lamendin, qui m'a fait la joie d'accepter le préambule de cet ouvrage.
Je tiens à dire merci à tous ceux qui me font l'amitié de soutenir mon travail et de croire en moi. Je pense en particulier au Drs Henri Lamendin et André Fabre, aux Prs Simon Bérénholc, François Resche et Michel Germain, à M. Thierry Feral, à tous mes amis appartenant aux deux académies médicales dont je suis membre et à tous ceux du monde de l'histoire de la médecine avec qui je travaille depuis des années.
Enfin, je tiens à dire tout mon amour à ma femme et à mes enfants qui sont les soleils de ma vie.

Table des matières

Santé et Médecine

aux éditions L'Harmattan

Dernières parutions

RÔLE (LE) DES SOINS PALLIATIFS – Nouvelle édition
Geschwind Herbert
A la préoccupation de traiter la maladie, la médecine se soucie aujourd'hui d'apporter des soins aux mourants, à partir d'unités spécialisées en Soins Palliatifs. L'intérêt scientifique pour les moyens de guérir s'est déplacé vers la recherche des voies les moins traumatisantes du mourir. Parmi elle, l'euthanasie et l'assistance au suicide se sont révélées les plus sujettes à réflexions et débats. Ainsi se posent les questions de la «méthodologie» du mourir et celle de l'organisme ou de la personne chargée d'exécuter cette décision.
(Coll. Questions contemporaines, 26.00 euros, 262 p.)
ISBN : 978-2-343-00170-8, ISBN EBOOK : 978-2-296-53107-9

RISQUE (LE) BIOLOGIQUE – Une approche transdisciplinaire
Panoff Jean-Michel - Préface de Jean-Louis Le Moigne
Faut-il être biologiste ou biotechnologue pour avoir le privilège d'étudier le risque biologique ? Juristes, sociologues, théologiens, paysans, historiens, psychologues nous avertissent : la biologie, avant tout science des «yeux», glisse insidieusement vers une science des «mains», de l'étude de la vie vers la manipulation du vivant. Voici une construction d'une pensée complexe autour de la question du risque biologique, question qui nécessite urgemment d'être collectivement posée.
(Coll. Sociologies et Environnement, 38.50 euros, 388 p.)
ISBN : 978-2-296-99846-9, ISBN EBOOK : 978-2-296-53233-5

GYNÉCOLOGIE (LA) OBSTÉTRIQUE POUR LE GRAND PUBLIC
100 questions de femme
Badji Cheick Atab - Préface de Awa Niang Fall
Cet ouvrage apporte cent réponses à cent questions que les femmes se posent le plus souvent et qu'elles aimeraient poser à leur gynécologue sans en avoir toujours l'occasion ou le courage. Également destiné aux hommes, il leur permet de ne plus être exclus de l'intimité des femmes et de jouer pleinement leur partition dans cette grande aventure qu'est le couple...
(Coll. Harmattan Sénégal, 17.00 euros, 178 p.)
ISBN : 978-2-296-54900-5, ISBN EBOOK : 978-2-296-53228-1

GREFFES (LES) D'ORGANES : UNE NOUVELLE FABRIQUE DU CORPS
Kreis Henri - Préface du Pr Jean-Michel Dubernard
L'histoire de la fabrique du corps n'a été entreprise que dans le but de guérir ce qui ne pouvait l'être par la médecine alors disponible. L'idée était simple mais n'a

pu s'accomplir, jusqu'à ce jour, que par une transgression des mécanismes vitaux de l'être humain et qu'en ravivant ses angoisses eschatologiques. Sa réalisation a mis en question l'altruisme, le rôle du politique et de l'administration, les luttes de pouvoir, la collusion avec l'industrie pharmaceutique, l'éthique médicale...
(Coll. L'Éthique en mouvement, 25.50 euros, 260 p.)
ISBN : 978-2-343-00027-5, ISBN EBOOK : 978-2-296-53102-4

IMAGERIE (L') MÉDICALE
La fabrique d'un nouveau malade imaginaire
Briois Vilmont Laurence
La découverte des rayons X par le physicien Roentgen (1895) génère un bouleversement dans le monde médical : sans effraction cutanée, les intérieurs du corps humain vivant sont rendus visibles. Les techniques d'exploration prennent un essor considérable, devenant un outil diagnostique indispensable mais d'un usage dont la banalisation risque d'en négliger la réflexion. Le corps devenu mathématisable à la culture numérique appliquée aux images ne doit pas nous faire oublier la dimension humaine.
(Coll. Sciences et Société, 17.00 euros, 172 p.)
ISBN : 978-2-336-29284-7, ISBN EBOOK : 978-2-296-53222-9

À TOI QUI VA NAÎTRE
Ladjointe Xavier
Ils vivent ensemble et filent le parfait amour. Elle tombe enceinte. Il est tellement heureux qu'il commence à filmer leur vie pour leur futur enfant. Et puis il tombe sur ce concours de films. C'est alors qu'une autre grossesse inattendue d'un tout autre genre se déclare... Une grossesse cinématographique filmée ! Ce film est le premier docu-ciné prénatal de l'histoire du cinéma !
(20.00 euros)
ISBN : 978-2-336-00807-3

CURRICULUM MORTIS
Monier Lionel
Le temps d'un soin dit « de conservation ». Nous suivons les gestes d'un thanatopracteur au cours de son travail. À chaque étape, une question. Autant de chapitres au cours desquels nous partons à la rencontre d'interlocuteurs qui tentent d'y répondre. Un voyage au pays de la mort, afin de cerner la place que notre société accorde à ses morts, mesurer l'évolution des rapports que les vivants entretiennent avec eux, éclairer les liens fondamentaux qui unissent le vivre au mourir.
(20.00 euros)
ISBN : 978-2-336-00781-6

QUESTION (LA) DE L'EUTHANASIE
La loi Léonetti et ses perspectives
Hacpille Lucie - Préface de Jacques Ricot
L'émergence de la question de l'euthanasie est née dans le contexte de la bioéthique et des droits des patients. Dans cet ouvrage l'auteur choisit une approche herméneutique à partir des témoignages de personnes faisant l'expérience de

situations existentielles extrêmes que sont la maladie grave, les handicaps lourds, mais aussi les expériences d'otages ou de rescapés des camps de concentration.
(21.00 euros, 214 p.)
ISBN : 978-2-336-29082-9, ISBN EBOOK : 978-2-296-51545-1

ASSISTANCE (L') MÉDICALISÉE POUR MOURIR
Les soignants face à l'humanisation de la mort
Nkulu Kabamba Olivier
Depuis quelques années, les médecins sont confrontés à une demande croissante des patients en fin de vie réclamant que leur mort soit hâtée. Chaque sollicitation de l'aide médicale pour mourir place les soignants devant la problématique de l'humanisation de la mort qui, elle, engage de leur part la question fondamentale du «comment faire pour bien faire ?».
(Coll. Sciences et Société, 28.00 euros, 278 p.)
ISBN : 978-2-343-00065-7, ISBN EBOOK : 978-2-296-52986-1

UNE ÉTHIQUE POUR LE MALADE
Pour dépasser les concepts d'autonomie et de vulnérabilité
Benezech Jean-Pierre
L'éthique traditionnelle se fonde sur l'»autonomie» du sujet. Notre époque, elle, plébiscite la dimension de «vulnérabilité». Les soignants articulent souvent leur discours éthique sur ces thèmes. Mais pour une personne malade, ces deux concepts ne peuvent convenir pour construire une vie qui fait sens. Aussi, l'auteur propose le concept de la «personne étayée». Cette éthique originale constitue un nouveau paradigme, à rebours des valeurs antérieures, pour que chacun tente de tracer une vie « la moins mauvaise possible».
(Coll. Sciences et Société, 17.50 euros, 182 p.)
ISBN : 978-2-336-00857-8, ISBN EBOOK : 978-2-296-51645-8

LAZZARO SPALLANZANI (1729-1799)
Le père de la biologie médicale expérimentale
Lamendin Henri - Préface de Jean-Guy Ferrand. Préface du Docteur Robert Sire
Henri Lamendin retrace le parcours de Lazzaro Spallanzani, peu connu de la médecine contemporaine, pourtant considéré comme l'un des pères de la biologie expérimentale. En effet, il fut l'un des premiers à avoir démontré ses dires après les avoir éprouvés dans une série d'expériences. Voici dressé un portrait juste et équitable d'un chercheur hors normes, qui a légué à la médecine une oeuvre dont la valeur n'a d'égale que la rigueur.
(Coll. Médecine à travers les siècles, 14.00 euros, 140 p.)
ISBN : 978-2-343-00129-6, ISBN EBOOK : 978-2-296-51591-8

ECLAIR CARMIN
Batteault Rémy
«J'ai connu Isabelle à la maternelle. Atteinte d'une maladie rare, elle devient peu à peu aveugle. En effet, un stress trop grand ou un effort physique trop intense provoque une hémorragie oculaire, qui se traduit visuellement par un éclair carmin qui brouille sa vision. À chaque nouvelle attaque, sa vue baisse de manière

irrémédiable. (...) Comment vivre la «malvoyance» lorsqu'on a 36 ans, comment le parcours de vie est-il modifié ? Quel est le regard du monde extérieur ?» (Rémy Batteault).
(20.00 euros)
ISBN : 978-2-336-00776-2

HANDICAP ET CITOYENNETÉ
Quand le handicap interroge le politique
Bruchon Yves
«Et si le handicap nous aidait à réinventer le lien social ?» La question du handicap est celle de la démocratie ; la question du handicap est, centralement, politique comme en témoigne le fonctionnement de la dialectique droits de l'homme – droits du citoyen dans la problématique du handicap. Sans faire une histoire du handicap et sans prétendre donner des indications pour une politique du handicap, cet ouvrage donne quelques outils pour comprendre.
(18.00 euros, 172 p.)
ISBN : 978-2-296-99831-5, ISBN EBOOK : 978-2-296-51533-8

RECHERCHE (LA) SUR LES CELLULES SOUCHES
Quels enjeux pour l'Europe ?
Altavilla Annagrazia - Préface de Jean-François Mattei ; postface de Adriana Ceci
Les enjeux liés à l'utilisation des cellules souches sur un plan scientifique, éthique, juridique, économique et de société sont nombreux. Ce livre présente l'état le plus actuel des connaissances et des débats éthiques à ce sujet et nous livre l'étendue des évolutions scientifiques et des changements juridiques déterminés par les espoirs placés dans la médecine régénératrice.
(Coll. Ethique et pratique médicale, 57.00 euros, 682 p.)
ISBN : 978-2-336-29022-5, ISBN EBOOK : 978-2-296-51469-0

CLOU (LE) DE GIROFLE EN MÉDECINE BUCCO-DENTAIRE
Gros Gilles - Préface du Docteur Xavier Riaud
Partant du clou de girofle et de ses dérivés, Gilles Gros nous propose un parcours original au sein de l'histoire de l'art dentaire. Par ses réflexions philosophiques, il parvient avec brio à montrer comment les chirurgiens-dentistes se sont de plus en plus éloignés de la magie, de l'empirisme et de la contingence pour s'ancrer définitivement, au XXe siècle, dans l'univers de la rationalité.
(Coll. Médecine à travers les siècles, 13.00 euros, 116 p.)
ISBN : 978-2-343-00068-8, ISBN EBOOK : 978-2-296-51499-7

L'HARMATTAN, ITALIA
Via Degli Artisti 15; 10124 Torino

L'HARMATTAN HONGRIE
Könyvesbolt ; Kossuth L. u. 14-16
1053 Budapest

ESPACE L'HARMATTAN KINSHASA
Faculté des Sciences sociales,
politiques et administratives
BP243, KIN XI
Université de Kinshasa

L'HARMATTAN CONGO
67, av. E. P. Lumumba
Bât. – Congo Pharmacie (Bib. Nat.)
BP2874 Brazzaville
harmattan.congo@yahoo.fr

L'HARMATTAN GUINÉE
Almamya Rue KA 028, en face du restaurant Le Cèdre
OKB agency BP 3470 Conakry
(00224) 60 20 85 08
harmattanguinee@yahoo.fr

L'HARMATTAN CAMEROUN
BP 11486
Face à la SNI, immeuble Don Bosco
Yaoundé
(00237) 99 76 61 66
harmattancam@yahoo.fr

L'HARMATTAN CÔTE D'IVOIRE
Résidence Karl / cité des arts
Abidjan-Cocody 03 BP 1588 Abidjan 03
(00225) 05 77 87 31
etien_nda@yahoo.fr

L'HARMATTAN MAURITANIE
Espace El Kettab du livre francophone
N° 472 avenue du Palais des Congrès
BP 316 Nouakchott
(00222) 63 25 980

L'HARMATTAN SÉNÉGAL
« Villa Rose », rue de Diourbel X G, Point E
BP 45034 Dakar FANN
(00221) 33 825 98 58 / 77 242 25 08
senharmattan@gmail.com

L'HARMATTAN TOGO
1771, Bd du 13 janvier
BP 414 Lomé
Tél : 00 228 2201792
gerry@taama.net

644036 - Mars 2016
Achevé d'imprimer par
1livre.com
du rêve à la réalité !

www.ingramcontent.com/pod-product-compliance
Lightning Source LLC
LaVergne TN
LVHW051409061026
849535LV00009B/3454